Liliane Fuchs

Transcender... même si nous sommes polyhandicapés

Liliane Fuchs

Transcender... même si nous sommes polyhandicapés

Éditions Vie

Imprint
Any brand names and product names mentioned in this book are subject to trademark, brand or patent protection and are trademarks or registered trademarks of their respective holders. The use of brand names, product names, common names, trade names, product descriptions etc. even without a particular marking in this work is in no way to be construed to mean that such names may be regarded as unrestricted in respect of trademark and brand protection legislation and could thus be used by anyone.

Cover image: www.ingimage.com

Publisher:
Éditions Vie
is a trademark of
Dodo Books Indian Ocean Ltd. and OmniScriptum S.R.L publishing group

120 High Road, East Finchley, London, N2 9ED, United Kingdom
Str. Armeneasca 28/1, office 1, Chisinau MD-2012, Republic of Moldova, Europe
Printed at: see last page
ISBN: 978-613-9-59169-5

Table des matières

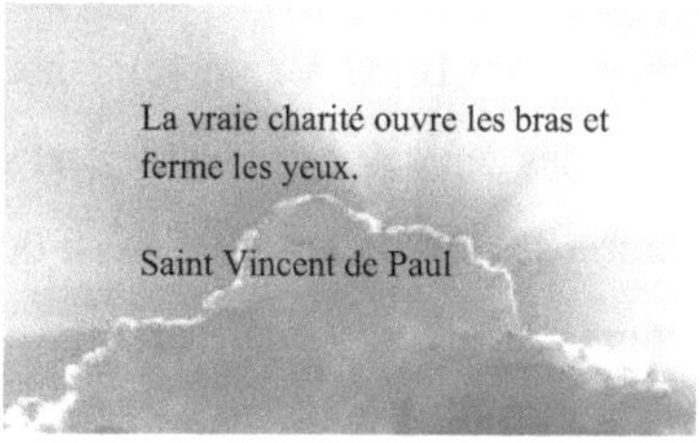

1 Remerciements

Je tiens à remercier Anne Grobéty qui m'a soutenu tout au long de ce travail. Elle a participé activement à la finalisation de cet ouvrage, en m'aidant à le rendre cohérent, lisible et accessible pour le lecteur.

Je voudrais aussi présenter mes remerciements à l'association ARPIH et à ses collaborateurs, qui m'ont accompagnée durant ces trois ans et merci à Flavia Loat qui m'a patiemment écoutée dans mes moments de doute. Merci aussi à Djil, Mylène et Thierry, collègues de formation, qui sont restés à mes côtés durant ces heures d'études.

Merci à l'instit ut ion de Lavigny, sa direction qui a mis à ma disposition un mentor, du temps, des locaux pour mes études, et un lieu de pratique pour me former. Merci à Myriam Caïtucoli, et aux équipes de l'unité d'accueil 1 et 2 qui ont partagé mes travers, mes qualités, mes tensions mes joies mes doutes et mes réussites. Ceci tout en acceptant de participer aux différents travaux demandés par l'ARPIH, et en s'inquiétant régulièrement de l'avancement de mes études.
A Dunar et Alain, mes mentors durant ces trois ans, qui m'ont patiemment guidée tout au long de ces années. Ils m'ont aidée à faire la part des choses, et à prendre conscience de mon évolution.

Je tiens, pour finir, à remercier mes amis et ma famille, qui sont depuis de nombreuses années à mes côtés, et qui m'ont vu passer par des phases de vie douloureuses, bouleversantes ainsi que des phases agréables et douces. Je tiens à les remercier d'être simplement là pour moi et, chose non négligeable, de me permettre d'être là pour eux.

A vous tous et aux autres que j 'ai perdu de vue ou qui ne sont plus de ce monde. Un très grand merci d'avoir partagé une partie de ma vie, et participé par ce biais à la possibilité de donner naissance à cet ouvrage.

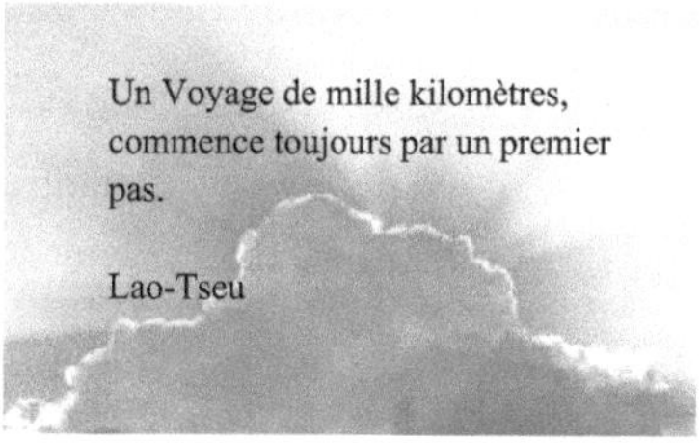

2 Introduction

La spiritualité est souvent confondue avec la religion, elle est omniprésente dans la vie et rarement identifiée de manière claire.

Cela fait quelques temps que je me penche de manière plus personnelle sur ce sujet afin de trouver une réponse à la définition de la spiritualité. A force de recherches, de discussions avec des tiers, au travers de lectures, j'en suis arrivée à la conclusion que la spiritualité est surtout une recherche de contact avec soi et que la religion est un moyen d'accéder à ce contact au travers de la notion du divin par la prière ou la méditation.

Dans mon métier, Accompagnante-socio-éducative, j'ai eu l'occasion de regarder les différentes missions des institutions et les buts recherchés pour les personnes accueillies. On y trouve généralement le bien-être des personnes en respect avec leurs valeurs, leurs cultures et leurs religions. Avec cette notion de respect, les institutions cherchent aussi à permettre aux personnes de se dépasser, de développer de nouveaux acquis, ou d'accepter une perte de leurs acquis. C'est autant une manière de permettre à une personne de transcender, qu'un accompagnement dans de nouveaux apprentissages ou dans l'acceptation d'un état chronique, d'une maladie afin de vivre au mieux le moment présent et préparer son avenir.

Actuellement, je travaille auprès de personnes polyhandicapées et la possibilité de dialogue est réduite à son minimum, ce qui est dû aux différents troubles physiques, psychiques et mentaux des personnes que j 'accompagne au quotidien. C'est suite à cette recherche personnelle et à mes réflexions, que je me suis dit qu'il serait positif d'identifier la recherche spirituelle de la personne polyhandicapée afin de l'accompagner au plus près de ses aspirations. C'est ainsi que la question suivante s'est présentée :

Comment identifier la recherche spirituelle de la personne polyhandicapée de niveau sévère à profond, comment cette recherche se manifeste-t-elle et quels en sont les signes visibles ?

3 Présentation de l’auteur

C'est en novembre 1975, que je vis le jour à la Chaux- de-Fonds, ville située à 1000m d'altitude dans le canton de Neuchâtel.

J'ai suivi ma scolarité obligatoire en section moderne, puis j 'ai travaillé, en tant que stagiaire dans un jardin d'enfant, afin de bénéficier des prérequis pour l’entrée en formation à l'école de nurse du Locle.

Ensuit e, j'ai eu l'occasion de travailler aux côtés de pédiatres, de sages-femmes, de nurses, d'éducateurs spécialisés et de la petite enfance, car la formation de nurse se fait de manière théorique et au travers de stages en crèches, en cabinets de pédiatrie, en maternité, et en institutions pour personnes et enfants handicapés.

C'est durant l'école de nurse que s'est accentuée mon envie de poursuivre une seconde formation en tant qu'éducatrice. Après l'école, j 'ai recherché des places de travail en institutions, ce qui m'a permis de travailler six mois à l'école des Perce-Neige de La

Chaux-de-Fonds par le biais du chômage, avant de trouver une place d'éducatrice à la

Fondation Bellevue à Marsens en janvier 1999. Durant ces années de travail à la fondation, j'ai profité avec l'accord de la hiérarchie de faire le cours d'introduction au travail en institution prodigué par l'ARPIH. En fin d'année 2001 j'ai postulé à l'institution de Lavigny afin de bénéficier d'une nouvelle expérience professionnelle avant mon entrée en formation de monitrice socio-éducative. En janvier 2002, je commence à travailler à l'institution de Lavigny auprès de personnes adultes polyhandicapées, et c'est là que j 'ai découvert toute la subtilité du langage non-verbal et la difficulté de le décoder. C'est aussi cette difficulté qui a inspiré le thème de ce mémoire.

4 Présentation de l'institution

Avant de présenter en détail l'institution de Lavigny, je pense qu'il est important de vous relater un peu son histoire étant donné que cette année elle fête ses 100 ans.

4.1 Historique de l'institution

En effet, en 1905 Monsieur Charles Subilia est révolté face à la souffrance et à l'inacceptable, en voyant un jeune épileptique enchaîné dans une écurie, qui meurt étouffé par ses entraves. Il dépose alors, devant ses collègues de la conférence des pasteurs, un rapport sur l'assistance publique vaudoise. Le 23 septembre 1906, dans la salle du conseil communal de Lausanne, le crédit pour la création d'un « *asile destiné aux malades ne pouvant être admis dans les établissements actuels de bienfaisance et spécialement aux épileptiques* »[1] est accordé. La « Société en faveur des épileptiques », créée cette même année, fait l'acquisition d'une propriété à Lavigny. Le village se trouve à 517 m d'altitude, sur la route du vignoble entre Aubonne et Cossonay.

En 1907 est inauguré un asile qui accueille seize pensionnaires mineurs. L'institution de Lavigny est née et avec elle la prise en charge par la société des personnes épileptiques. Le tout dans le respect de valeurs morales empreintes de la philosophie religieuse de ce début de siècle. C'est à dire l'amour du prochain, le don de soi, et l'esprit de famille.

Dans les années soixante, avec la connaissance scientifique du fonctionnement neuro- cérébral, apparaissent les premières réelles thérapies de l'épilepsie.

---

1 Agir pour la vie /Revue de présentation de l'Institution de Lavigny/ Lavigny/ 2006

L'introduction de la loi sur l'invalidité en 1959 permet à l'institution de se donner les moyens nécessaires pour la prise en charge et le traitement de l'épilepsie, une spécialité qui s'ajoute aux autres domaines de compétences de l'établissement, tout en continuant de privilégier le respect de la personne humaine.

Actuellement l'institution continue aussi de se développer grâce à des financements privés, au travers de dons et de legs. Ceux-ci lui permettent de développer de nouvelles activités, de créer des postes de travail pour les personnes handicapées, d'introduire du sport et des loisirs dans le quotidien et d'appliquer des protocoles de prises en charge toujours plus adaptés aux besoins des personnes venant chercher un accompagnement et des soins professionnels

4.2 Organigramme de l'institution

L'institution de Lavigny est placée sous le contrôle du conseil de fondation, qui s'appuie sur la direction de l'établissement pour mettre en œuvre ses orientations. Elle se compose aussi de plusieurs services permettant un bon fonctionnement, une satisfaction et une qualité des prestations envers les personnes accueillies et les collaborateurs. Pour cela elle dispose d'un service administratif et des finances, d'un service interdisciplinaire et de soins, d'un service d'hôtellerie et de maintenance, un service des ressources humaines de soutien au personnel.
Etant donné le développement de l'institution et son envie de rester compétit ive face aux prestations offertes, l'institution a été divisée en quatre départements distincts et spécialisés chacun dans son domaine : le département hospitalier, le département psychopédagogique le département socioprofessionnel et enfin le département socio- éducatif.

4.3 Présentation des départements

Etant donné la grandeur de l'institution et les quatre domaines d'activités, je pense qu'il est bon, avant de continuer, de faire une petite présentation des départements. Ceci aussi afin de bien situer le cadre professionnel dans lequel a eu lieu ce travail de mémoire.

4.3.1 Le département hospitalier

Le département hospitalier est le centre romand de référence pour les patients souffrant d'épilepsie difficile à traiter. C'est un centre de traitement et de réadaptation spécialisé en neurologie. Les personnes sont admises dans un but diagnostique pour une adaptation thérapeutique, voire une évaluation psychosociale. Le département travaille aussi avec un laboratoire électroencéphalographique qui permet de réaliser des enregistrements de plusieurs jours, avec un enregistrement vidéo et électroencéphalogramme simultané de longue durée.

Le département propose aussi des consultations ambulatoires, que ce soit chez le neurologue, le médecin généraliste ou le psychiatre. Et pour terminer, le département collabore avec la pharmacie de l'institution et un laboratoire d'analyses spécialisé dans le dosage des médicaments anti -épileptiques.

4.3.2 Le département psychopédagogique

Le département psychopédagogique comporte une école d'enseignement spécialisé qui accueille une soixantaine d'élèves dans sept classes dont une décentralisée à Morges. Les programmes sont individualisés avec un encadrement en duo pédagogique.

Le département comprend aussi un semi-internat qui accueille les enfants externes pour les repas de midi, après les heures d'école et le mercredi après-midi, ainsi qu'un internat scolaire de semaine qui accueille une dizaine d'enfants fréquentant l'école. Les encadrements éducatifs dans ces deux lieux permettent à l'enfant de faire le lien entre la vie scolaire, le temps de loisir et la vie de famille. Ces apprentissages s'effectuent par des activités de groupe mais également par des activités individuelles permettant à l'enfant de s'épanouir. Afin d'offrir un encadrement global de l'élève, le département s'appuie sur des outils de diagnostics et de soins au travers des spécialistes dans les domaines de la logopédie, de la psychomotricité, de la psychologie et de la pédopsychiatrie.

4.3.3 Le département socioprofessionnel

Le département socioprofessionnel s'adresse aux personnes mentalement handicapées avec parfois un handicap physique associé ou atteintes dans leur santé psychique. Le département leur propose, dès la fin de la scolarité, et jusqu'à l'âge de la retraite et même au-delà, une activité professionnelle adaptée à leurs capacités créatrices et d'intégration sociale.
Le but du département est de permettre aux personnes de participer pleinement à la vie en société.
L'accent est mis sur une production de qualité, le respect des délais et la réponse aux exigences particulières d'une clientèle d'entreprises privées.
La situation de chaque personne au bénéfice d'une activité, est évaluée et réadaptée en permanence selon son évolution : cela peut aller de la diminution du temps de travail pour une personne vieillissante, à la recherche d'un employeur privé pour une personne ayant acquis les compétences pour occuper un poste donné.

4.3.4 Le département socio-éducatif

La mission du département socio-éducatif (DSE) est d'accueillir des personnes mentalement handicapées en leur offrant une qualité d'accompagnement optimal.
Le département fonde son action sur trois grands principes : respecter chaque personne dans son unicité et sa globalité, respecter chaque personne en tant que sujet, et respecter le caractère fondamentalement social de tout être humain.

La capacité d'accueil du DSE est d'environ 190 lits :
Sur le site de Lavigny, environ 120 personnes, vivent dans des grands appartements accueillants entre 6 et 9 personnes.
Sur le site de Morges, une trentaine de résidants souffrant de handicap mental modéré à léger, vivent dans le home de la Moësette et peuvent ainsi bénéficier de la proximité de la ville pour participer aux loisirs et activités de la région, tout en développant leurs compétences sociales.
Les foyers, situés en ville de Morges et dans le village de Lavigny, comprennent de petits appartements et des studios où vivent une quarantaine de personnes qui trouvent dans cette formule un espace convivial, un lieu sécurisant pour l'apprentissage de leur indépendance et de l'intégration communautaire.
C'est au sein du DSE que ce trouve le lieu de vie dans lequel je travail

4.4 Présentation du lieu de vie

L'unité d'accueil (UA) a une capacité de 7 lits, dont 6 pour des personnes en longs séjours et 1 pour des personnes en court séjour.
Les personnes vivant à l'UA présentent toutes un retard mental, qui peut s'accompagner d'une épilepsie, de troubles du comportement, de retraits de type autistique et/ou psychotique, de schizophrénie, de psychose déficitaire et de polyhandicap sévère voire profond.
Les personnes accueillies en courts séjours sont suivies pour des convalescences, des fins de vies ou des surveillances médicales ne pouvant leur être prodiguées dans leur propre groupe.
Pour accompagner ces personnes, nous sommes une équipe pluridisciplinaire composée d'accompagnants socio-éducatifs (ASE), d'infirmiers, de veilleurs et de « piquets » (qui assurent une présence, dormante, durant la nuit). Tous sont engagés avec un statut d'ASE en premier plan.

L'objectif de l'équipe de l'UA est d'accompagner les personnes handicapées au plus proche de leurs besoins, de leur individualité, de leur autonomie et de leur bien-être, en se basant sur les valeurs et la mission institutionnelle, tirées du concept d'accompagnement, qui vise à accueillir des personnes adultes mentalement handicapées quels que soient les troubles associés à leur handicap et de leur garantir une qualité de vie optimale. Ce que l'institution définit par qualité de vie optimale est : la possibilité d'évoluer, de s'épanouir selon ses capacités, ses goûts, ses désirs, selon son rythme propre et ceci dans tous les domaines de la vie tant physique et psychique, social, affectif, privé que spirituel. Pour les personnes accueillies à l'UA, cela peut se faire avec des mesures d'hypostimulation[2] en fonction des personnes et de leur évolution

2 Diminution des stimulations liées au rythme de vie, émotions, interactions sociales, etc.

4.5 Présentation du concept d'accompagnement

A l'institution de Lavigny, les accompagnants-socio-éducatifs, reçoivent « le concept d'accompagnement[3] » à leur entrée en fonction. Ce concept est le document de référence pour l'accompagnement des personnes handicapées accueillies.
Le concept comprend, les valeurs et la mission du DSE, des normes et des indicateurs pour :

- La réalisation de soi
- La réalisation de soi en général
- La vie sociale, la vie Physique et psychique
- La vie affective et intime
- La vie spirituelle et religieuse

D'une manière générale les indicateurs de résultats sont assez concrets, on y trouve par exemple :

- Est informé sur tout ce qui concerne sa vie au sein de l'institution, comme à l'extérieur
- Dispose d'une chambre individuelle, si elle le désir
- A accès, selon ses besoins et capacités à un travail rémunéré

Ensuite il y a les indicateurs de résultats pour la personne handicapée dans sa vie spirituelle :

- A la liberté de pensée

3 Concept d'accompagnement de l'institution de Lavigny/Janvier 2002

- Exprime ses désirs de partage et ses besoins de compréhension par rapport aux pensées qui l'habitent sur le sens de la vie, évoque sa vie, le futur et la perspective de la mort
- Exprime (de manière verbale ou non verbale) ses croyances ou sa foi
- A la liberté de pratiquer ou non la religion de son choix.

Nous pouvons facilement répondre « oui » à ces indicateurs, ou du moins au premier, car la personne polyhandicapée peut effectivement penser ce qu'elle veut, étant donné la difficulté que nous avons de la comprendre.

Le deuxième indicateur est par contre plus délicat à répondre de manière positive, tout comme les deux suivants, car comment exprimer des pensées, des croyances, ou un choix de religion lorsque les capacités mentales, physique et psychiques sont fortement réduites ?

5 Situation et contexte de la recherche

Actuellement l'équipe éducative pluridisciplinaire[4] de l'unité d'accueil a des moyens pour répondre aux besoins physiques et sociaux des personnes. Mais nous nous trouvons tout de même face à une impasse lorsqu'il s'agit d'évaluer notre réponse aux aspirations et recherches spirituelles des personnes polyhandicapées.

Avant d'aller plus loin dans ce projet, je pense qu'il faut expliquer en quelques mots ce que l'institution entend par « vie spirituelle et religieuse » selon le concept d'accompagnement :

« La dimension spirituelle est présente en tout être humain. C'est la potentialité originaire et constitutive de notre humanité.

C'est l'appel à être vivant, à donner du sens à sa vie. C'est le souffle qui anime et traverse la personne en sa totalité et son intimité.

C'est la liberté, le pouvoir et la volonté d'avoir ses propres sentiments face aux personnes, aux événements et aux choses. Cette liberté s'exprime en chacun de nous quel que soit notre degré de dépendance. »[5]

On voit bien, en lisant ces quelques lignes du concept d'accompagnement, que la dimension spirituelle est exprimée de manière relativement abstraite. Les mots que j'ai envie de retenir sont : appel à être vivant, donner sens à sa vie, liberté, volonté, propres sentiments, etc….

Je reprendrai plus tard ces termes et tenterai de les rendre plus concrets afin de permettre une meilleure compréhension de la personne polyhandicapée et de ses expressions et de permettre aux professionnels de répondre au mieux aux besoins d'ordre spirituel de la personne polyhandicapée.

---

4 Pluridisciplinaire = Qui concerne simultanément plusieurs disciplines. Ici l'équipe est composée de corps de métier paramédical (infirmières) et social (éducateurs).

5 Concept d'accompagnement de l'institution de Lavigny/Janvier 2002

6 Choix du sujet, motivation

J 'ai choisi de traiter ce sujet car la spiritualité est un domaine qui m'intéresse particulièrement et en plus j'ai pu constater à plusieurs reprises (2 à 3 fois par résidents) que lors des bilans nous abordions facilement les thèmes concernant les autres domaines de leur vie et trouvions rapidement des réponses pour accompagner les résidents, alors que dès que nous arrivions à la partie « Vie spirituelle» du concept d'accompagnement, les réponses étaient souvent « un grand blanc » ou alors cette partie était évincée.
De là, j'ai trouvé que cette lacune méritait d'être comblée et le travail de mémoire m'est apparu comme une bonne manière de répondre à cette aspiration, qui permettrait peut-être de soutenir encore un peu l'institution, ses habitants et ses collaborateurs dans leurs démarches autour de la spiritualité.

7 Enoncé de la problématique

Comme je l'ai déjà expliqué aux chapitres précédents, les personnes accueillies à l'institution de Lavigny ont des difficultés plus ou moins grandes face à leur capacité d'expression. En effet, certaines personnes ont fait l'acquisition du langage, de l'écrit ure, du calcul, et d'autres personnes ont acquis le langage, la marche mais les ont perdus durant la petite enfance. Il y a aussi des personnes qui n'ont jamais acquis le langage, mais ont appris à se faire comprendre au travers des expressions du visage, du corps ou au travers de stéréotypies.

Les personnes polyhandicapées que nous accueillons ont des difficultés à s'exprimer et à se déplacer, à se laver, à se nourrir et à s'hydrater, elles ont aussi un système immunitaire diminué à cause de leur polyhandicap. Cela se traduit par des risques de déshydratation, de malnutrition, d'une augmentation du risque de maladies tel que grippe, angine, ou par une péjoration de leur état cutané (escarre) étant donné que leur capacité de mouvement est fortement diminuée. Ces déficiences mettent les personnes polyhandicapées dans une position de quasi totale dépendance face aux personnes qui les accompagnent.

La compréhension des accompagnants à l'égard des personnes polyhandicapées, est donc basée essentiellement sur l'observation des expressions et comportements de la personne. Ces observations permettent d'objectiver un état de fait, nez qui coule + examens sanguins = rhume, par exemple. Par contre il est difficile de savoir à quel moment la personne a senti les premiers symptômes de son r hume.

Au point de vue spirituel, cela est d'autant plus compliqué étant donné qu'il n'y a pas de notions concrètes claires pour définir la spiritualité et l'identification de leurs demandes ainsi que la possibilité de leur offrir une réponse adaptée à leur aspiration et recherche

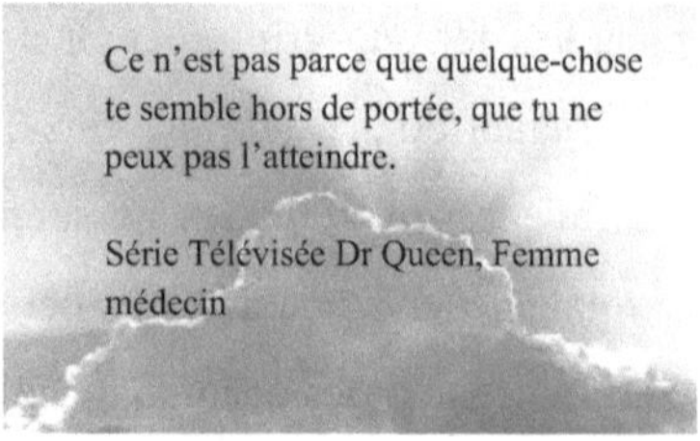

8 Hypothèse

Une étude précise des manifestations et expressions des aspirations spirituelles propres à tout être humain, ainsi qu'une mise en relation avec les modes d'expression de la personne polyhandicapée, permettrait d'affiner la compréhension de ce qu'elle cherche et demande dans le domaine spirituel.

9 Buts

Aider la personne polyhandicapée dans l'expression et le vécu du domaine spirituel de sa vie

Soutenir le personnel de l'accompagnement dans sa recherche de moyens pour répondre au mieux aux besoins d'ordre spirituel des personnes handicapées.

10 Objectifs poursuivis

A. Rechercher ce qui constitue l'expression ou le questionnement spirituel propre à tout être humain et repérer quels moyens d'expression de la personne polyhandicapée correspondraient également à cette quête.

B. Vérifier, grâce à l'observation des moyens d'expression de la personne polyhandicapée, l'adéquation entre l'offre actuelle de l'institution en matière de spiritualité et la recherche de la personne polyhandicapée.

11 Définitions

11.1 Définition de la personne polyhandicapée, de son mode d'expression

Les expressions sont les moyens qu'une personne met en place pour se faire comprendre de manière non-verbale ou pour soutenir son discours verbal, dans le sens des mimiques, des mouvements d'approche ou de recul, des sourires ou des grimaces de dégoût, et cætera

Selon le dictionnaire, petit Larousse, les expressions sont définies en 6 catégories. Je n'en retiendrai qu'une pour ce travail d'étude, car c'est la définition qui correspond le mieux aux expressions des personnes polyhandicapées observées pour cette étude.

« Ensemble de signes extérieurs qui traduisent un sentiment, une émotion, etc. »[6]

---

6 Petit Larousse 2003 /Larousse /vuef 2002 /Paris / www.larousse.net

Suite à ces définitions des « expressions » passons à quelques présentations de la personne polyhandicapée.
Une personne handicapée est une personne atteinte d'une déficience mentale, physique ou psychique, qui diminue ses facultés d'autonomie dans la société à laquelle elle appartient.

Une personne polyhandicapée[7] est une personne atteinte d'une déficience mentale, physique ou psychique à laquelle vient s'ajouter un handicap secondaire qui entraîne des déficiences mental, physique et psychique de plus en plus importantes. Ces déficiences peuvent entraîner la personne dans un état de dépendance quasiment complète. Et pourtant ces personnes polyhandicapées possèdent beaucoup plus de ressources que vous et moi.

Eh oui, car malgré le fait :

- Qu'elle ne s'exprime que par des vocalises, des mimiques à peines perceptibles,
- Qu'elle n'ait pas la force de tenir debout ou arrive à peine à marcher grâce à l'aide d'une ou plusieurs personnes valide,
- Que l'intégralité de ses soins corporels doive être fait par une tierce personne,
- Qu'elle ait besoin d'une personne valide pour l'aider à s'hydrater et à s'alimenter.
- Qu'elle ait un handicap physique, psychique ou mental
- Qu'il y ait des handicaps secondaires qui viennent s'ajouter aux premiers
- Qu'elle présente une plus grande vulnérabilité faces aux agents pathogènes.

7 Polyhandicap = Poly, vient du greque « nombreux », Handicap, en médecine, « déficience mentale, physique et psychique »

Ces personnes arrivent à :

- Trouver des moyens pour se faire plus ou moins bien comprendre,
- Développer de nouvelles compétences de manière spontanée,
- Elles réussissent même à nous remettre en question et nous faire appréhender le monde différemment en étant « juste là ».

Les expressions de la personne polyhandicapée peuvent se traduire au travers de leurs vocalises, de grincements de dents, un regard, un froncement de sourcils. Elles peuvent aussi détourner la tête, le regard, le corps, ou au contraire nous regarder dans les yeux, se tourner dans notre direction. Elles peuvent avoir des stéréotypies plus ou moins mutilantes, comme se frotter le torse, se taper le torse ou le visage, se mordre la langue. Les stéréotypies servent, dans un premier temps, à se donner des sensations et ressentir son corps, si ces mêmes stéréotypies sont auto administrée de façons plus violentent elles peuvent devenir nocives pour la personne. En effet le frottement de la main sur le torse, peut emmener à une irritation de la peau allant jusqu'au sang, la morsure douce de la langue peut devenir si intense que la langue se met à saigner, etc.
Généralement les personnes polyhandicapées se mutilent au travers des stéréotypies du moment que quelque chose dans leur accompagnement ne leur convient pas. Si nous restons attentifs à ces manifestations, et évaluons régulièrement leur accompagnement, les stéréotypies en restent au point des sensations de ressentis du corps.

Ces définitions me permettent ainsi de dire que les expressions des personnes polyhandicapées, sont un moyen de communication non négligeable pour cette étude et elles devraient permettre de mettre en place un support pour la compréhension des manifestations et recherche en termes de spiritualité de la personne polyhandicapée.

11.2 Définition de La spiritualité

Je pense que pour être bien au clair sur le travail qui suit, il est important de mieux cerner le concept de la spiritualité, tel que je le conçois. Je pense que la vie spirituelle est indépendante de la vie religieuse. Je pense et crois sincèrement que l'on peut avoir, que l'on a une vie spirituelle même si l'on ne pratique pas de religion et ne croit pas en l'un ou l'autre des Dieux que l'on invoque au travers des différentes religions de ce monde.

La spiritualité peut donc se vivre au travers de ce que nous mangeons et buvons en fonction de notre faim et de notre soif, de notre rythme de veille et de sommeil, de nos relations, de notre envie d'être seul avec soi-même, d'écouter une musique particulière à un moment donné, d'écouter nos besoins et envies, de les respecter en se donnant les moyens d'y répondre.

De plus, La spiritualité ne se manifeste pas seulement au niveau de l'envie et des goûts. C'est un sentiment plus profond, au niveau des passions, des élans, des peurs, des questionnements à propos du sens de la vie, du handicap, un sentiment qui nous pousse à transcender[8] notre rapport au monde.

La spiritualité est souvent, voire généralement associée avec religion, je pense que la religion est un moyen d'accéder à la spiritualité et qu'il y a d'autres moyens d'y accéder, par exemple pour un scientifique ce pourrait être au travers de l'atome, pour un amoureux de la plongée sous-marine au travers des paysages et des animaux rencontrés au fil de l'eau, etc.

Ce que j'entends ici par spiritualité c'est une transcendance[9] de la personne au niveau de sa conscience, dans le sens d'une affirmation de Soi pour un épanouissement toujours constant.

---

8 Selon le Petit Larousse 2003 : Transcender = Dépasser quelque chose en lui étant supérieur.

9 Selon le Petit Larousse 2003 : Transcendance = Processus par lequel la conscience, comme conscience de quelque chose, se dépasse elle-même.

Comme nous l'avons vu, le concept d'accompagnement de l'institution de Lavigny qui parle de « vie spirituelle » en donne la définition suivante :

> « La dimension spirituelle est présente en tout être humain. C'est une potentialité originaire et constructive de notre humanité.
> C'est l'appel à être vivant, à donner du sens à sa vie. C'est le souffle qui anime et traverse la personne en sa totalité et son intimité.
> C'est la liberté, le pouvoir et la volonté d'avoir ses propres sentiments face aux personnes, aux événements et aux choses. Cette liberté s'exprime en chacun de nous quel que soit notre degré de dépendance. »[10]

Dans les dictionnaires on peut trouver que la spiritualité c'est :

> « 1° Caractère de ce qui est d'ordre spirituel, indépendant de la matière.
> 2° Croyances et pratiques qui concernent la vie spirituelle »[11]
> « 1°Qualité de ce qui est esprit, de ce qui est dégagé de toute matérialité. »[12]

Cette définition nous demande de pousser plus loin nos recherches et voir la définition que donne ces mêmes dictionnaires de « Spirituel (le) »

> « 1° Qui est de l'ordre de l'esprit considéré comme un principe indépendant.
> 2° Propre à l'âme, en tant qu'émanation d'un principe divin. 3° Qui est d'ordre moral, n'appartient pas au monde physique. »[13]
> « 1°qui est de l'ordre de l'esprit, de l'âme.
> 2°Relatif au domaine de l'intelligence, de l'esprit, de la morale.

---

10 Concept d'accompagnement de l'institution de Lavigny/Janvier 2002

11 S.N.L. Le Robert/Micro Robert, Dictionnaire du français primordial/Paris/Edition revue et mise à jour 1981

12 Petit Larousse 2003 /Larousse /vuef 2002 /Paris / www.larousse.net

13 S.N.L. Le Robert/Micro Robert, Dictionnaire du français primordial/Paris/Edition revue et mise à jour 1981

3° Relatif à la religion, à l'église.

4° Qui manifeste de la vivacité d'esprit, de la finesse, de l'intelligence. »[14]

En conclusion, la spiritualité est une notion relativement abstraite, non palpable, qui est en lien avec l'esprit, l'âme. Ma volonté ici est de rendre cette notion un peu plus concrète, afin de d'améliorer la compréhension de ce qu'une personne cherche et demande en matière de spiritualité.
Je pense que le fait de rendre cette notion plus concrète devrait permettre de tirer des liens entre les personnes dites valides et les personnes polyhandicapées.
De plus le fait de permettre aux personnes polyhandicapées de s'inscrire de manière plus concrète dans l'expression de ce qu'elles cherchent et demandent en matière de spiritualité est aussi une façon de les inscrire et leur donner une place plus significative dans l'Humanité. Elles qui sont en risque constant d'être déconsidérées, oubliées, infériorisées.

12 La spiritualité

Après avoir donné des définitions de la spiritualité, et avoir énoncé celle sur laquelle je me base pour ce travail de mémoire, je pense qu'il est bien de prendre aussi plusieurs références et d'en retirer la manifestation qui me semble le plus en accord avec la culture actuelle de cette partie du monde.

14 Petit Larousse 2003 /Larousse /vuef 2002 /Paris / www.larousse.net

12.1 Comment se manifeste-t-elle ?

Je me suis basée sur le livre de Renée Houde[15] : Les temps de la vie. L'auteur compare plusieurs concepts du développement psychosocial selon différents chercheurs.

D'une manière générale il en ressort que l'être humain est en constante évolution. Selon les chercheurs on trouve soit une évolution sous forme de « paliers » à franchir. C'est à dire que la personne doit passer à travers des stades et résoudre une phase avec succès avant de pouvoir passer au stade suivant. Ces stades sont définis ainsi : 1° Espoir, 2° Volonté, 3° But, 4° Compétence, 5° Fidélité, 6° Amour, 7°Sollicitude, et pour finir 8° Sagesse. Pour d'autres chercheurs l'idée est plutôt que l'évolution se fait de manière systémique et adaptative en fonction des différents événements survenant dans la vie de la personne. Ici l'idée est que, la carrière, la famille, l'intimité, et la vie intérieure sont en constante interrelation.

Il y a une troisième théorie qui ressort du livre, c'est la théorie de « la crise du mitan ». Cette théorie explique que la personne se développe en deux temps, le premier va de la naissance à l'âge adulte, avec comme but de réussir dans sa vie et le deuxième de l'âge adulte à la mort, avec comme but de réussir sa vie.

Ces notions et la manière de les comprendre sont des façons d'appréhender le développement psychosocial de l'être humain.

Pour ce travail, je parlerai du développement psychosocial de la personne, durant la deuxième partie de sa vie, en me basant sur la théorie de la crise du mitan. C'est à dire de l'adulte allant vers la fin de vie, ce qui correspond plus à l'âge et à l'évolution des personnes, que j'ai choisi d'observer pour ce travail.

---

15 Renée Houde/Les temps de la vie, Le développement psychosocial de l'adulte/Troisième édition/Canada/1999

Comme décrit ci-dessus, arrivé à l'âge adulte, l'être humain ne regarde plus sa vie en se disant qu'il faut « réussir dans la vie » mais avec le la vision qu'il faut « réussir sa vie » De ce fait il regarde ce qu'il a accompli et décide de ce qu'il veut accomplir de manière plus centrée sur lui-même, de manière à pouvoir affirmer son Soi intérieur et être en harmonie avec celui-ci.

La recherche de l'harmonie avec son Soi intérieur, peux se traduire au travers d'une recherche de sagesse, d'écoute de soi, dans le sens d'accepter et reconnaître nos joies, nos tristesses, nos envies et nos besoins personnels.

Plus la personne avance en âge, plus elle a une perspective de la mort, et elle fait le bilan de sa vie, qui peut se solder avec un sentiment d'échec ou de satisfaction.

Ces notions se retrouvent dans le livre de Renée Houde[16], ainsi que dans le livre de Shakti Gawain[17]

Ces notions et concepts ont été élaborés grâce à l'observation de personnes dites normales, maintenant comment mettre ses observations en lien avec des personnes polyhandicapées ?

12.2 Les liens avec les personnes handicapées

La spiritualité est une notion fondamentalement humaine.

Comme je l'ai déjà dit plus haut, parler de la spiritualité pour la personne handicapée c'est lui donner une place dans l'Humanité. Nous pouvons retrouver cette notion de donner une place dans l'Humanité au travers du baptême dans le christianisme. Pour d'autres cultures ce sera au travers du fait de devenir des mythes ou des légendes suite à un acte accomplis durant leur vie sur terre, etc.

16 Renée Houde/Les temps de la vie, Le développement psychosocial de l'adulte/Troisième édition/Canada/1999

17 Shakti Gawain, Laurel King/Vivez dans la lumière/J'ai lu/USA/1986

Afin de trouver des liens entre la personne dite normale et la personne handicapée, je me suis basée sur le livre d'Henri Bissonnier[18]. Ce livre met en évidence que la personne handicapée mentale aspire aux mêmes demandes et prétentions que toute autre personne dite « normale », c'est-à-dire le droit à l'éducation, à une indépendance, le droit d'avoir ces envies et demandes propres, etc.
Si l'on reprend les différents chapitres de cet ouvrage, il nous fait remarquer que la personne handicapée a été longtemps regardée comme l'enfant qui n'avait pas droit à la parole, ensuite elle a eu accès à la vie et au statut d'adulte, ce qui lui a donné par la même occasion le droit à la parole, ainsi qu'une certaine indépendance.
Après avoir accéder au statut d'adulte la question qui restait en suspend était : La personne handicapée se rend-t-elle compte, a-t-elle conscience, a-t-elle une capacité de prise de conscience ?
A cette question Henri Bissonnier donne la réponse suivante *« Etre conscient, c'est vivre la particularité de sa propre expérience en la transposant dans l'universalité de son savoir »* ce qui me semble vouloir dire qu'être conscient de soi c'est vivre tel que l'on est avec ces propres valeurs, croyances, ces besoins ses envies propres en fonction de la connaissance que nous avons de nous-même et du monde qui nous entoure.
Cela m'amène à dire que les manifestations de spiritualité de la personne polyhandicapée sont les mêmes que celles de la personne valide. A la différence près que la personne polyhandicapée rencontre une difficulté majeure pour exprimer ces aspirations.

Une autre question ressort de ce livre : pourquoi une personne handicapée ne pourrait-elle pas avoir des moments de tendresse avec ses pairs au même titre qu'un enfant ou des adultes se serrant dans les bras ? Sous-entendu, pourquoi la

18 Henri Bissonnier/L'adulte Handicapé Mental, questions et propositions pour se vie/Ed. Fleurus/paris 6ème /1979

personne handicapée ne serait-elle pas capable de faire une différence entre un geste de tendresse, d'amour, et un geste, un acte à connotation sexuelle ?
Ensuite une nouvelle question se pose :
Quelle est la possibilité de la personne handicapée à partager ces aspirations de foi, d'idéal de vie au travers de cultes, de rites etc.
En continuant la lecture de ce livre il ressort que les difficultés et les questionnements des personnes handicapées sont les mêmes que pour les personnes valides, c'est à dire des questions concernant la vie, l'amitié et la solitude, la perspective de la mort, l'amour, la procréation et le droit à l'individuation.

Nous constatons ici, que les aspirations des personnes valides correspondent à celles des personnes handicapées. Les personnes valides ont plus de facilité de trouver des réponses adaptées à leurs besoins, étant donné leur capacité de mouvements, de contact, etc. ce qui n'est pas toujours le cas pour une personne handicapée.

12.3 Les liens avec les personnes choisies pour cette étude

Etant donné la lourdeur des handicaps des deux personnes choisies pour cette étude, il est difficile d'utiliser le moyen religieux comme développement de la transcendance spirituelle.
En effet, du fait de leur degré de handicap et de leur déficience mentale, il n'est pas évident de mesurer leurs aspirations pour des rites religieux, ces deux personnes sont accompagnées comme des personnes grabataires et le peu de déplacements possibles avec elles demande une infrastructure non négligeable : élévateur, chaise roulante, véhicule pouvant contenir une chaise roulante, ascenseur ou rampe d'accès, etc.

De plus ces 2 personnes manifestent des comportements de types psychotique et autistique. Elles se mettent en retrait face à l'autre et sont constamment dans une relation indirecte avec les personnes s'approchant d'elles. Si les interventions à leurs égards ne leurs conviennent pas, ou qu'elles ont une douleur que nous n'arrivons pas à identifier, elles peuvent se mettre dans des états d'angoisses pouvant se manifester par de l'automutilations, le refus de s'hydrater, de s'alimenter, etc.

Nous pouvons donc estimer que dans ces deux situations, les manifestations de leur spiritualité s'observent plutôt dans leur rythme de vie, qui se traduit par des temps d'éveil et de sommeil qui leurs sont propres, par des manifestations de faim ou de soif au moment des repas, des manifestations de calme ou d'agitation selon le lieu où elles se trouvent, etc.

13 Description des offres en matière de spiritualité et vérification de leurs effets

Jusqu'à présent l'offre spirituelle consiste à accompagner de temps en temps les personnes à la célébration religieuse du dimanche. Les célébrations ont lieux une semaine sur deux, dans l'église de l'institution.

Les personnes polyhandicapées sont accompagnées à l'église soit par un accompagnant du groupe, soit par une personne bénévole de l'institution.

La fréquence à laquelle les personnes participe à la célébration dépend :

- Du nombre d'accompagnant sur le lieu de vie, ce qui va déterminer si les personnes seront prêtes à l'heure pour participer à la célébration.
- L'état physique et psychique des personnes sur le moment.

Durant les temps à l'église et les jours suivants la cérémonie, nous n'avons pas observé de manifestations particulières, que ce soit dans le sens négatif : agitations, tentions, augmentations des crises d'épilepsie, ni de manifestations positives : détente plus perceptible, diminution des crises épileptiques, diminution des stéréotypies, etc.

Si l'on reprend le concept d'accompagnement[19], nous trouvons aussi que la spiritualité peut être offerte au travers de la stimulation à ressentir pleinement la vie, l'environnement, et ce qui traverse la personne tant en ce qui concerne ses émotions que ses sentiments.

C'est pour cela que je me baserai plus sur le respect du rythme de vie des personnes comme déterminant de l'offre spirituelle. Car je pense que par cette observation, il me sera éventuellement possible, de mieux cerner ce qu'elles vivent et le fait de connaître leur rythme devrait permettre de leur offrir un accompagnement basé sur celui-ci.

Pour finir je pense que si nous nous basons sur leur rythme pour les accompagner quotidiennement, cela devrait leur permettre d'être plus en lien avec elles-mêmes et ce qu'elles ressentent.

19 Concept d'accompagnement de l'institution de Lavigny/Janvier 2002

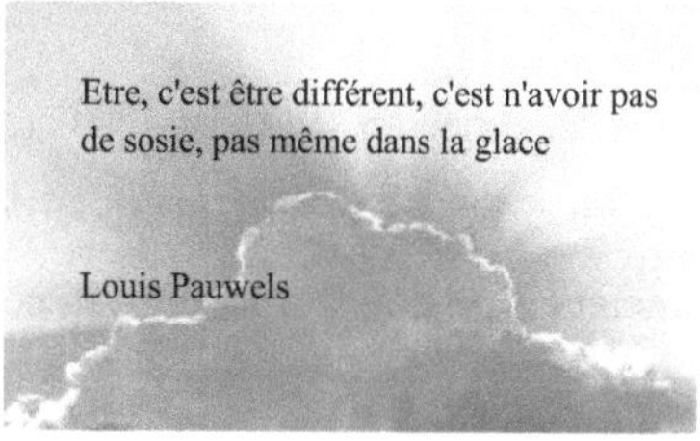

14 Présentation des personnes choisies pour cette étude.

Pour ce travail, j'ai choisi de travailler avec les deux personnes étant le plus sévèrement polyhandicapées et vivant sur le lieu de vie de l'unité d'accueil.
Afin de préserver leur anonymat, je vais utiliser au cours de ce travail des noms et prénoms d'emprunt pour toutes les deux.

14.1 Présentation d'Elisabeth

Nom	Della*
Prénom	Elisabeth*
Année de naissance	1956(50 ans)
Adresse	Institution de Lavigny
Parenté	Sa mère
	Un frère, marié avec deux enfants
Diagnostic	Epilepsie (syndrome de Lennox-Gastaut)
Antécédents familiaux	il n'y a pas de données à ce sujet.

14.1.1 Anamnèse

Elisabeth est née en 1956 dans le canton de Neuchâtel.
Elisabeth a un frère plus jeune. Elle a grandi jusqu'à 9 ans avec ses parents tenanciers d'un hôtel. Au décès du père, le frère a repris le commerce.

Durant ces 9 années Elisabeth a fait plusieurs séjours en milieu hospitalier, suite à une chute survenue alors qu'elle avait 4 mois et qui a provoqué un grand changement dans son comportement. Il n'y a pas de réponse claire concernant cette chute afin de savoir si elle était due à une crise d'épilepsie ou si c'est suite à cette chute que l'épilepsie s'est déclenchée. Ni la famille, ni le médecin ne peuvent répondre à cette question.
A 19 mois une radiographie crânienne révèle un caillot de sang, mais il est trop tard pour agir et opérer.
A 6 ans, Elisabeth se met à marcher.
En 1965 Elisabeth, alors âgée de 9 ans est admise à l'institution à Lavigny pour cause d'épilepsie.
Jusqu'en 1998 sa maman lui rendait visite ou lui téléphonait de façon régulière. Elisabeth avait alors 42 ans. Depuis cette année–là elle n'a plus donné de nouvelles à sa fille.
En 2003, le frère a repris, pour la première fois contact avec elle, après avoir été nommé cotuteur.

14.1.2 Relation avec les éducateurs

Elisabeth est une personne assez distante lorsqu'elle ne connaît pas les personnes qui s'approchent d'elle. Dans un premier temps elle ne montre que peu ces émotions, ces envies, et elle peut même se montrer peu collaborant lors des soins ou durant les repas. Dans un deuxième temps, généralement après deux trois mois, Elisabeth accepte de s'ouvrir un peu plus à la nouvelle personne et l'aide lors de soins et des repas. LA relation reste tout de même assez fragile, car Elisabeth reste quelqu'un de mystérieux, qui ne se livre que par petites doses, et il est extrêmement difficile d'émettre une hypothèse sur ce qu'elle peut ressentir que ce soit de manière physique psychique ou mentale.

14.2 Présentation de Mathilde

Nom	Suzza*
Prénom	Mathilde*
Année de naissance	1956 (50 ans)
Adresse	Institution de Lavigny
Parenté	1 frère plus âgé 1 sœur plus âgée 1 sœur plus jeune
Diagnostic (1983)	Encéphalopathie congénitale avec troubles psychomoteurs. Epilepsie de type grand -mal et petit -mal. Arriération mentale profonde
Antécédents familiaux	il n'y a pas de maladie spécifique connue dans la famille que ce soit chez les grands-parents, les parents ou les enfants.

14.2.1 Anamnèse

Mathilde est née à terme. L'accouchement a dû être provoqué. On note la présence de méconium dans le liquide amniotique mais Mathilde se porte bien, elle crie, elle n'est pas cyanosée et elle pèse 2,6Kg.
Mathilde se développe normalement jusqu'à l'âge de 7 mois. A ce moment-là les parent constatent une perte au niveau du langage et un arrêt du développement de leur fille.
Vers 13 mois, à la clinique infantile, un examen révèle une hydrocéphalie. De retours à la maison Mathilde pose des problèmes de nutrition et développe une agitation continuelle allant jusqu'à des crises de rage et de colère.
A 4 ans des crises apparaissent durant son sommeil, elle bave et se raidit, se frappe la tête contre son lit.
Vers 6 ans elle commence de marche seule.
A 7 ans, elle entre à l'institution de Lavigny. Elle ne tient pas assise, elle n'a pas de réflexe de préhension. C'est un moment très difficile pour les parents qui n'arrivent plus à assumer Mathilde au quotidien. Ils passent deux à trois fois par semaines lui rendre visite.
Petit à petit les visites des parents se font plus éloignés, étant donné leur avancer en âge. Actuellement les parents passent une fois toutes les deux semaines. Les rencontres entre Mathilde et ces parents se passent bien, ils vont à la cafétéria de l'institution boire un verre, en famille. A l'arrivée des parents nous constatons chaque fois, que le regard de Mathilde s'illumine, et qu'elle semble apaiser de les entendre.

14.2.2 Relation avec les éducateurs

Mathilde a le comportement d'une personne souffrant d'un retard mental sévère. Elle se met régulièrement dans des retraits de type autistique et psychotique, regard vide, détourne la tête, stéréotypies des mains ou du corps, etc., car la relation à l'autre lui est trop difficile car émotionnellement trop intense.
Ce comportement n'est pas toujours évident à interpréter par l'équipe éducative. Cela nous met parfois dans des situations difficiles car nous nous retrouvons avec plusieurs interprétations pour un même comportement.
D'un autre côté elle est en recherche de contact avec l'éducateur car sans lui elle ne peut pas vivre.

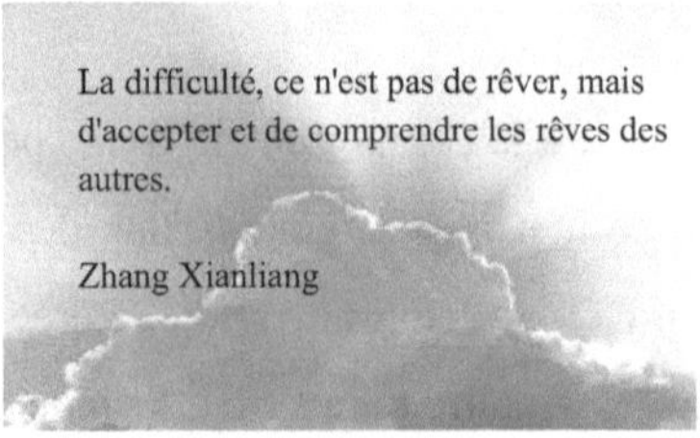

15 Méthode et outil de travail

La méthode que j'ai utilisée pour ce travail de mémoire est l'observation des manifestations spirituelles des personnes polyhandicapées. Pour cela je me suis référée à différentes lectures pour mettre en lien les manifestations spirituelles chez les personnes dites normales et chez les personnes handicapées.

Avant d'aller plus loin dans le développement de la méthode et des outils utilisés pour ce travail, je pense qu'il est bien de saisir ce concept : la spiritualité est quelque chose de sensiblement abstrait, et il a fallu pour cette étude que je trouve des outils sensiblement concrets afin de répondre aux buts de ce travail.
En d'autres mots : le côté abstrait de la spiritualité est *« multiplié par l'infini, à cela on ajoute la profondeur de l'éternité »*[20], et l'on a encore de la peine à s'imaginer à quel point c'est une notion abstraite ! C'est pour cela que j'ai tenté de trouver des outils bien concrets, afin de pouvoir donner du sens à ce que les personnes vivent, désirent, et à quoi elles aspirent en termes de spiritualité.

20 Tirée du film de Martin Brest /Rencontre avec Joe Black / Universal Picture/2003

Ensuite j'ai mis en place des grilles d'observation que nous avons remplies, avec mes collègues durant une période déterminée. Ensuite j'ai analysé ces grilles et amené des idées d'amélioration d'accompagnement des personnes polyhandicapées. Puis j'ai pris contact avec deux thérapeutes afin de comparer si les rythmes de vie quotidiens des deux personnes correspondaient aux rythmes qu'elles adoptent durant le temps de thérapie. Pour finir j'ai mis en lien les rythmes de vie des personnes et j'ai proposé des changements dans leurs quotidiens afin de leurs offrir un rythme d'activité correspondant mieux à leurs demandes et besoins et ainsi pouvoir leur permettre un meilleur rapport à soi.

16 Présentation des grilles d'observation

Pour la suite de ce travail je vais présenter les grilles sur lesquelles je me base pour observer les expressions des personnes polyhandicapées.
Il m'est paru important que ces grilles puissent s'adapter à plusieurs personnes avec un minimum de modifications.
Le postulat est que la personne cherche à pouvoir affirmer son Soi intérieur et être en harmonie avec celui-ci. Pour ce faire, je me réfère au livre de Shakti Gawain21 qui nous informe d'une manière d'être en harmonie avec son Soi intérieur. Elle nous propose de nous écouter attentivement et tendrement en acceptant de se coucher et dormir lorsque nous sommes fatigués, de manger au moment où nous avons faim, d'oser dire oui ou non selon ce que l'on estime et ressent de bon ou pas pour Soi.
Je me suis donc basée sur ce principe pour l'élaboration de mes grilles d'observation.

Pour arriver à une grille correcte il est bien de choisir des items, correspondant à des données compréhensibles pour tout un chacun et qui correspondent à l'expression des aspirations spirituelles propres à tout être humain. J'ai pour cela choisi certains items qui me semblaient le plus évidents à mettre en lien et à observer tant chez une personne dite normale, que chez une personne polyhandicapée.

Dans cette optique j'ai choisi de traiter les domaines de :

- La liberté de pensée
- Le sens de la vie
- L'adaptation sociale

- La perspective de la mort
- Le ressenti du professionnel

Tous peuvent se définir de manière plus précise c'est-à-dire :
Est-ce que l'on se donne les moyens d'être entièrement à notre écoute, de dormir si l'on a sommeil, de manger quand on a faim, d'accepter ou pas une activité, accepter ou pas d'être touché, a-t-on le temps d'anticiper ce qui nous arrive, commet ressent-on nous les choses, etc. ?

La **liberté de pensée** est utilisée ici dans le sens où la personne a le droit à ses rêves, à ses humeurs, d'apprécier ou non une personne.
Pour ce domaine j'ai choisi différents items :
Le sommeil fait le lien avec la capacité de lâcher prise ou de se réfugier dans le sommeil.

L'alimentation, est en lien avec « la nourriture spirituelle » c'est une notion qui est souvent amenée, « nourrir le corps et l'esprit », ce que j'entends par là c'est que la manière dont la personne se nourrit peut nous apporter des pistes sur la manière dont elle accepte la spiritualité.
Le confort, est regardé ici avec l'idée que si la personne est en situation de confort, il y a plus de chances qu'elle soit réceptive à ses besoins et à ce que nous lui offrons.

Le **sens de la vie**, nous définissons ici la relation que la personne entretient avec sa propre vie, les regards et les mimiques qu'elle porte sur les activités que nous lui proposons, sur son rapport au monde et sur son handicap.

---

[21] Shakti Gawain, Laurel King/Vivez dans la lumière/J'ai lu/USA/1986

Le fait d'accepter ou pas une activité, de détourner ou pas le regard, d'être présente ou non au monde qui l'entoure, nous permet de savoir si la personne est réceptive à quelque chose de nouveau que nous lui proposons. Il se peut aussi qu'elle soit fermée car elle a besoin de temps pour intégrer ses derniers ressentis, activités ou émotions.

L'**adaptation sociale** est la manière et la fréquence que la personne choisit pour être en retrait, pour affirmer son Soi, être en relation avec autrui. C'est au travers des items suivants que nous pouvons le savoir. Si la personne à un regard direct, c'est-à-dire qu'elle nous regarde en face, si la personne accepte qu'on la touche ou si elle nous touche elle-même. Ce sont des manières d'être en lien direct avec les personnes qui l'entourent et par là même être en relation et prêt à recevoir quelque chose de nouveau qui risque de la transcender.

La **Perspective de la mort** va se définir par l'attitude générale de la personne, l'acceptation ou non de son état, qui peut se traduire par des tensions ou de la détente. Les tensions sont ici nommées « peurs, angoisses » et interprétées par le fait de ne plus avoir de contrôle sur sa propre vie, ou se sentir isolé du reste de la population. Nous nous basons sur les réactions d'anticipation de la personne, au travers de gestes de perception, par exemple, nous informons la personne que nous allons lui laver le visage avec un gant de toilette, et qu'elle sursaute, nous en déduisons qu'elle subit l'action et n'a pas eu le temps de l'anticiper.

Le **ressenti du professionnel** a été choisi comme item, car il est extrêmement difficile de faire dire aux personnes polyhandicapées quels sont leurs ressentis. Nous avons fait le choix de mettre le ressenti du professionnel en nous disant que ce qu'il perçoit peut-être le miroir de ce que ressent la personne polyhandicapée

Afin de rendre la grille encore plus pertinente, je pense bien d'ajouter un petit lexique des termes utilisés pour définir le ressenti du professionnel.
Ce lexique permet de partir sur les mêmes définitions des mots utilisés, pour désigner une émotion ou un sentiment, que l'on peut ressentir durant les temps d'observation des personnes.

Petit lexique des ressentis du professionnel[22] **:**

- **Satisfaction** : Contentement, plaisir qui résulte de l'accomplissement de ce qu'on attend, de ce qu'on désire.
- **Harmonie** : Accord de sentiments, d'idées entre plusieurs personnes ; entente, union.
- **Confiance** : Sentiment de sécurité d'une personne qui se fie à quelqu'un, à quelque chose
- **Joyeux** : Qui manifeste de la joie, (joie : sentiment de bonheur intense, de plénitude, limité dans sa durée, éprouvé par une personne dont une aspiration, un désir sont satisfaits.)
- **Tension** : Etat de quelqu'un qui est tendu, contracté, nerveux.
- **Impuissance** : Manque de force, de moyens pour faire quelque chose.
- **Crainte** : Sentiment de quelqu'un qui craint ; peur.
- **Tristesse** : Etat naturelle ou accidentel de chagrin, de mélancolie ; caractère d'une chose triste.
- **Interrogation** : fig. Question non résolue, chose incertaine, imprévisible.

[22] Petit Larousse 2003 /Larousse /vuef 2002 /Paris/ www.larousse.net

- **Indéterminé** : Qui n'est pas déterminé, précisé, défini.

Les grilles se portent donc sur les items cités ci-dessus. L'observation se fait durant les temps de vie de la personne, son rythme, ses désirs, ses envies et besoins divers ainsi que le respect de ceux-ci.
Les observations se font donc durant quatre temps bien définis dans la journée :

- La toilette du matin
- Le repas de midi
- Le repas du soir
- Le moment de l'endormissement.

La **toilette du matin**, c'est un moment ou la personne est mise à nu, tant au sens propre qu'au sens figuré. A ce moment-là, les émotions et le ressenti sont d'autant plus forts, un geste doux est très agréable, alors qu'un geste brusque peut être vécu comme une agression violente.
C'est un moment particulièrement riche aussi dans l'échange entre la personne polyhandicapée et l'accompagnant qui doit se montrer très respectueux, c'est un moment privilégié durant lequel la personne polyhandicapée est seule avec l'accompagnant qui lui offre toute son attention.

Le **repas de midi et du soir** ont été choisis en fonction de la notion de « nourriture spirituelle », ces deux moments nous permettent de voir si la personne accepte mieux la nourriture au milieu de la journée ou en fin de journée. Cela nous indique aussi à quel moment de la journée elle semble plus réceptive au monde qui l'entoure et avec lui la ronde d'émotions et de sensations qui viennent habiter la personne.

L'**endormissemen**t, c'est à ce moment-là que la journée se termine, c'est la fin de quelque chose de concret, la fin du jour. C'est le moment où l'on entre dans la nuit, dans le monde inconnu du rêve, c'est le moment où l'on doit « lâcher prise » alors que l'on ne sait pas de quoi demain sera fait.
La fin de la journée est souvent mise en lien avec la fin de la vie. On dit que le petit enfant a peur de s'endormir car il craint de mourir. Le groupe Téléphone fait le lien suivant dans une de ses chansons : la vie n'est qu'une journée. Car il a rêvé que le soir il mourrait. Et en conclusion il dit *« la vie n'est ta journée, que si la mort lui nuit »*23 sous-entendu, pour moi, une journée ne peut recommencer que si la nuit a été présente.
Ceci pour dire que le soir est un moment souvent riche d'émotions plus ou moins paisible, et que nous pouvons au travers de cette observation, imaginer comment la personne se situe face à sa propre mort.

Pour plus de clarté, je présente ci-après les grilles d'observation.
L'équipe a observé les deux personnes durant 4 semaines, à raison de 4 temps par jour. Nous avons constaté qu'après une semaine nos observations devenaient plus précises, par contre au-delà de 4 semaines nous risquons de remplir les grilles de manière systématique.
Les grilles se présente sous la forme d'un tableau à double entrée, qui permet d'observer un même comportement à plusieurs moments de la journée. Par exemple si la personne est observée durant la toilette et qu'elle est attentive à l'environnement, nous mettons un « A » dans la colonne « T » et sur la ligne « confort ». J'ai inséré une grille vierge et une grille remplie dans les deux pages suivantes afin d'imager mes paroles. J'ai remis ces mêmes grilles en annexe avec en plus une grille modifiée afin de montrer une utilisation un peu différente.

23 Tirée de la chanson : Le jour s'est levé /groupe : Téléphone /album : Rappels

Grille d'observation (remplis exp.) :Semaine du : 24 au 30 juillet 2006T= Toilette du matin, D= Diner, S= Souper, C= Coucher env. 20 h.

Nom Suzza		Lundi 24				Mardi 25				Mercredi 26				Jeudi 27				Vendredi 28				Samedi 29				Dimanche 30				NB
Prénom Mathilde		T	D	S	C	T	D	S	C	T	D	S	C	T	D	S	C	T	D	S	C	T	D	S	C	T	D	S	C	X
Liberté de pensée Réalisation, Acceptation de la vie en elle et de ses sensations	Sommeil				+				+				+				+												+	5
	Insomnie																			+	+			+	+		+			5
	Mange		+				+	+				+				+			+			+	+	+			+			10
	Mange pas			+																	+				+					3
	Confort (*)	A			S	S	A	S	S			A	S	+		S	S	S	S	S		A					A		S	17
	Inconfort (*)			+						B	+										+		B	B	B					7
Sens de la vie, Ouverture au monde environnant	Accepte l'activité	+	+	+		+	+	+		+		+		+				+	+	+	+	+	+		+		+			17
	Refuse l'activité																													
	Observe	+	+	+		+	+	+				+		+				+	+		+	+	+				+			14
	Détourne le regard			+						+		+							+	+	+	+	+	+	+					10
	Présente	+	+			+	+	+				+		+				+	+	+		+	+		+		+			14
	absente									+											+			+						3
Adaptation sociale, Volonté, manifestations de recherche de contact	Regard direct					+											+													2
	Regard indirect									+	+	+						+	+	+	+	+	+	+	+					11
	Accepte le toucher	+	+	+		+	+	+		+		+		+			+	+	+	+	+	+	+		+		+			18
	Refuse le toucher																													
Perspective de la mort, Réalisation du déroulement de la vie	Détendue	+				+		+		+		+		+		+	+	+	+		+	+					+		+	14
	Tendue			+							+									+			+	+	+					6
	Perçoit ce qui arrive		+	+			+					+		+			+	+	+	+	+		+	+	+		+			14
	Subit ce qui arrive									+	+											+								3
	Anticipative									+		+							+	+	+		+	+	+		+			9
	Réactive	+	+	+		+	+	+						+				+	+	+										10
Le Professionnel	Ressentit(**)	Ca	ca	ca	s	ca	h	co	s	ca	t	s	s	h		ca	h	s	h	it	s	i	it	it	it		s		s	

(*)*Confort*→S=Silencieuse, A=Attentive à l'environnement. *Inconfort*→ B=cris, vocalises, bruits, C=stéréotypies
(**)→S=Satisfaction, H=Harmonie, Ca=Confiance, J=Joyeux, T=tension, I=impuissance, C=Craintes, Tr=Tristesse, It=Interrogation, Id=Indéterminé,

Grille d'observation (remplis exp.) :Semaine du : 24 au 30 juillet 2006T= Toilette du matin, D= Diner, S= Souper, C= Coucher env. 20 h.

Nom Suzza		Lundi 24				Mardi 25				Mercredi 26				Jeudi 27				Vendredi 28				Samedi 29				Dimanche 30				NB
Prénom Mathilde		T	D	S	C	T	D	S	C	T	D	S	C	T	D	S	C	T	D	S	C	T	D	S	C	T	D	S	C	X
Liberté de pensée Réalisation, Acceptation de la vie en elle et de ses sensations	Sommeil				+				+				+				+												+	5
	Insomnie																			+	+			+	+		+			5
	Mange		+				+	+				+				+			+			+	+	+			+			10
	Mange pas			+																	+				+					3
	Confort (*)	A			S	S	A	S	S			A	S	+		S	S	S	S	S		A					A		S	17
	Inconfort (*)			+						B	+										+		B	B	B					7
Sens de la vie, Ouverture au monde environnant	Accepte l'activité	+	+	+		+	+	+		+		+		+				+	+	+	+	+	+		+		+			17
	Refuse l'activité																													
	Observe	+	+	+		+	+	+				+		+				+	+		+	+	+				+			14
	Détourne le regard			+						+		+							+	+	+	+	+	+	+					10
	Présente	+	+			+	+	+				+		+				+	+	+		+	+		+		+			14
	absente									+											+			+						3
Adaptation sociale, Volonté, manifestations de recherche de contact	Regard direct					+											+													2
	Regard indirect									+	+	+						+	+	+	+	+	+	+	+					11
	Accepte le toucher	+	+	+		+	+	+		+		+		+			+	+	+	+	+	+	+		+		+			18
	Refuse le toucher																													
Perspective de la mort, Réalisation du déroulement de la vie	Détendue	+				+		+		+		+		+		+	+	+	+		+	+					+		+	14
	Tendue			+							+									+			+	+	+					6
	Perçoit ce qui arrive		+	+			+					+		+			+	+	+	+	+		+	+	+		+			14
	Subit ce qui arrive									+	+											+								3
	Anticipative									+		+							+	+	+		+	+	+		+			9
	Réactive	+	+	+		+	+	+						+				+	+	+										10
Le Professionnel	Ressentit(**)	Ca	ca	ca	s	ca	h	co	s	ca	t	s	s	h		ca	h	s	h	it	s	i	it	it	it		s		s	

(*)*Confort*→S=Silencieuse, A=Attentive à l'environnement. *Inconfort*→ B=cris, vocalises, bruits, C=stéréotypies
(**)→S=Satisfaction, H=Harmonie, Ca=Confiance, J=Joyeux, T=tension, I=impuissance, C=Craintes, Tr=Tristesse, It=Interrogation, Id=Indéterminé,

17 Lecture et analyse des grilles d'observations

Suite à ces 4 semaines d'observations je me suis retrouvée avec 8 grilles à analyser, pour cela j 'ai choisi d'utiliser l'outil suivant : des profils sous forme de graphique du nom de RADAR C'est un outil qui permet de voir en une seule fois les différents éléments qui ont été observés.

Les profils en radar permettent de superposer des données et de les comparer entre elles.
Pour cela il faut introduire les données en mettant d'un côté les termes « Positifs » et de l'autre les termes « négatifs ». Ensuite pour chaque terme, j'ai compté le nombre de croix et j'ai transposé ce résultat sur le radar. Pour finir, j'ai relié les points entre eux afin d'obtenir un profil qui permet de voir si la personne est plutôt du côté des termes positifs ou des termes négatifs.

Pour avoir une vue globale j'ai choisi de lire les résultats de manière globale, puis par item et enfin pour chaque temps d'observation, ce qui donne à chaque fois un angle de vue différent tout en complétant les autres.

Les résultats ainsi obtenus sont présentés dans les pages suivantes.

17.1 Vue globale des 4 semaines, avec le graphique « Radar »

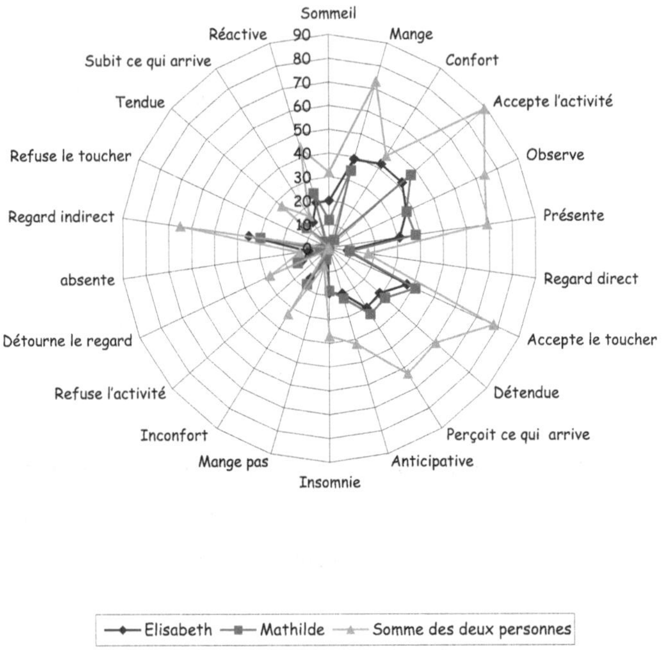

Selon les grilles d'observations que nous venons d'analyser, nous pouvons constater que, les deux personnes que nous avons observées durant ces quatre semaines ont tendance à se trouver plutôt dans la partie « positive » de l'analyse. Je m'explique, dans la majorité des cas les personnes réagissaient comme nous prévoyions qu'elles réagissent, c'est à dire qu'au moment du repas, elles mangent, au moment de la toilette, elles acceptent d'être touchées et participent à l'activité, durant la nuit, elles dorment, etcetera. Maintenant, si nous prenons chaque item de manière individuelle, il apparaît des comportements différents pour chacune des deux personnes, et cela nous permet de nous poser de nouvelles questions.

C'est pour cela que la suite des analyses et les profils est décomposée par items.

17.2 Liberté de pensée Réalisation, Acceptation de la vie en soi et de ses sensations

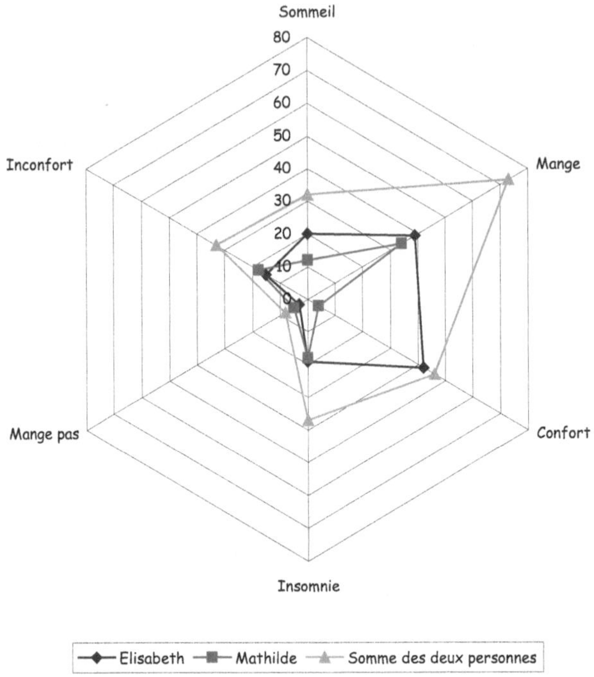

Selon la lecture des profils de ces items, nous pouvons dire que ces deux personnes semblent avoir leur liberté de pensé et qu'elles acceptent la vie en elles et leurs sensations, ceci se traduit par des rythmes de veille et de sommeil réguliers, une acceptation de la nourriture et un confort apparent.

17.2.1 Le sommeil

Dans ce profil, nous constatons qu'Elisabeth est plus souvent réveillé que Mathilde, alors que toutes les deux ont le même temps de repos.

Le fait que les deux personnes ont un rythme différent nous montre déjà que leurs besoins sont bien personnels. Les questions que l'on peut tout de même se poser ici, sont :

- Elisabeth, a-t-elle simplement besoin de moins de repos que Mathilde ?
- Est-ce qu'Elisabeth à le sommeil très léger et qu'elle se réveille facilement au moment où l'on entre dans sa chambre ?
- Est-ce que Mathilde se réfugie dans le sommeil pour une raison qui nous échappe ?
- Les médicaments donnés aux deux personnes influencent-ils leurs rythmes biologiques de sommeil ?

17.2.2 L'alimentation

En ce qui concerne les repas, nous pouvons dire que les deux personnes ont accepté quasiment à chaque fois les repas qu'il leur était proposé. Comme déjà expliquer dans un chapitre précédant, la nourriture est généralement associée à la manière dont les personnes acceptent une « nourriture spirituelle ». Dans les cas ci-présents, nous constatons que les personnes semblent accepter régulièrement et facilement cette « nourriture spirituelle ».
Maintenant il est important de regarder si les autres items confirment cette analyse ou si les deux personnes observées avaient simplement faim au moment où nous leur proposions cette activité.

17.2.3 Le confort

D'une manière générale les deux personnes ont l'air plutôt confortable, même si nous pouvons constater sur le profil du graphique qu'il y a tout de même un inconfort. Malheureusement en l'état actuel de l'analyse, il est difficile de se prononcer sur les raisons de cet inconfort.
Nous pouvons tout de même émettre l'hypothèse que l'inconfort pourrait venir d'une douleur physique, psychique ou morale.

17.3 Sens de la vie, Ouverture au monde environnant

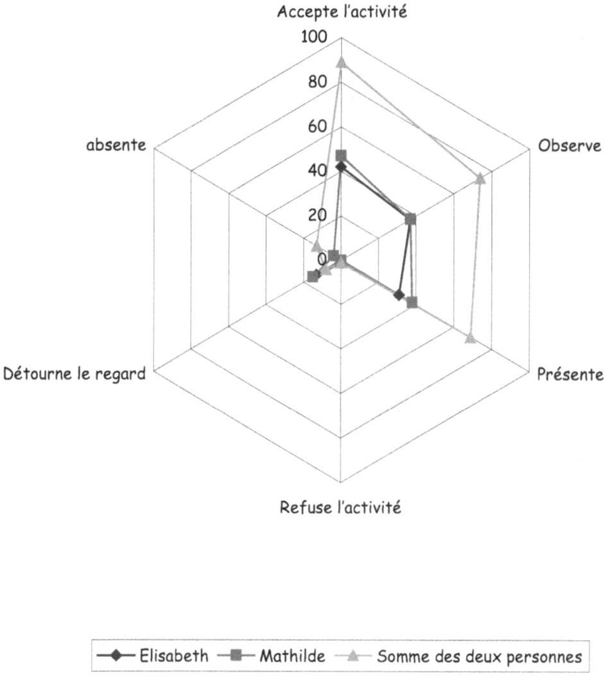

La lecture générale de ce profil, nous montre deux personnes plutôt ouvertes au monde qui les entourent. Nous pouvons en déduire qu'elles sont donc ouvertes et réceptives aux activités que nous leurs proposons. C'est-à-dire qu'elles sont aussi réceptives à des ressentis nouveaux qui peuvent les transcender.

17.3.1 Les activités

Une seule fois « l'activité » a été refusée. Nous pouvons ainsi constater que les deux personnes observées pour cette étude sont plutôt réceptives à nos actions auprès d'elles et qu'elles les acceptent plutôt bien.

Cela amène tout de même quelques questions :

- Sont-elles réceptives par obligation ? Par conditionnement ?
- Au cours des années ont-elles appris à accepter les activités proposées, étant donné qu'elles leurs sont en partie imposée ?

17.3.2 L'observation

D'une manière générale les deux personnes avaient plutôt tendance à observer ce qui se passait durant l'activité, dans un tiers des cas elles avaient tendance à détourner le regard.
Ces comportements peuvent s'apparenter à des comportements dit « normaux » si l'on imagine que les personnes prennent des moments pour se laisser aller à des pensées personnelles.

17.3.3 La présence

Dans les deux cas, nous remarquons que les personnes sont plutôt présentes au monde environnant. Etant donné leurs problématiques de retrait de type autistique, l'analyse de cet item peut aussi être faite de deux manières, soit, elles sont présentes afin de rester en contrôle avec ce qui se passe ou simplement pour être en adéquation avec ce qui les entoure.

Suite à cette analyse, il subsiste encore une question :

- Lorsqu'elles sont absentes est-ce dans un retrait de type autistique ou ont-elles assez confiance pour lâcher-prise durant un moment ?

17.4 Adaptation sociale, Volonté, Manifestations de recherche de contact

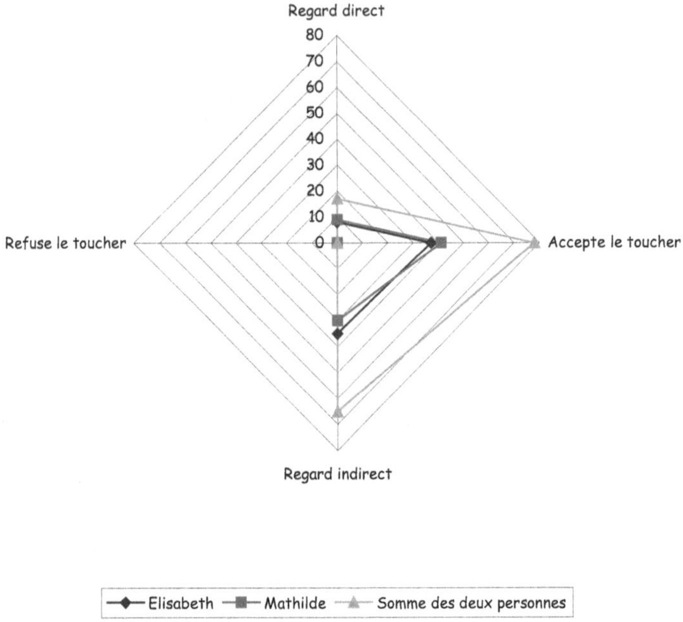

Si nous regardons les deux items ci-dessus, nous constatons qu'il y a une ambivalence entre la manière d'accepter le toucher et le regard qui reste plutôt de manière indirecte. Cette ambivalence peut être associée à la problématique des personnes observées, du fait de leur polyhandicap ces deux personnes ont une difficulté majeure d'entrer en relation directe avec d'autres personnes. Le contact au travers du regard est peut-être trop difficile pour elles, contrairement au contact direct à travers le toucher, avec l'autre

17.4.1 Le regard

Le regard direct (dans les yeux) est extrêmement difficile pour les personnes polyhandicapées avec des comportements de retraits de types autistiques. Ici nous constatons que les deux personnes nous ont tout de même regarder un peu moins d'un tiers des fois dans les yeux, durant une activité.

Nous pouvons nous permettre de conclure que les personnes cherchent le contact avec autrui, mais qu'il est possible que ce contact soit trop intense pour elles. Dans le sens que trop fort émotionnellement.

On dit bien que « les yeux sont le reflet de l'âme ». De là nous pouvons imaginer qu'elles recherchent, non seulement le contact, mais aussi une relation privilégiée avec les personnes qui les entourent.

Les questions qui subsistent ici sont :

- Est-ce que cette relation leurs est possible ?
- Comment cette relation est-elle vécue ?

Le toucher

Les deux personnes ont accepté à chaque fois « le touché ».

Le fait d'accepter le toucher est-ce une manière pour elles de recevoir de l'affections, accepteraient-elles aussi le toucher dans d'autres situations ? Comme lors d'une lecture d'un livre ou un massage, lors d'une simple présence auprès d'elles avec comme seule toucher un câlin sur la main ?

Que représente le « toucher » pour les personnes polyhandicapées, en sachant qu'elles ont été placées tôt dans leur enfance, en institution et n'ont pas forcément connu les bras enveloppant, rassurant et protecteur de leur mère ?

17.5 Perspective de la mort, Réalisation du déroulement de la vie

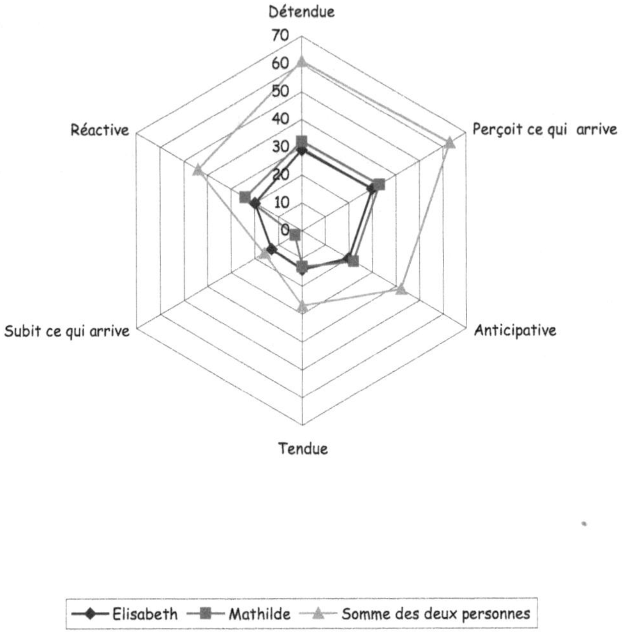

Ici il ressort surtout que les deux personnes observées, perçoivent ce qui leur arrive.

Elles sont plutôt détendues, par contre elles semblent être autant réactives qu'anticipatives à ce qui leur arrive. Si nous nous reportons à la définition de la perspective de la mort, nous pouvons dire qu'elles doivent assez bien accepter leur état et avoir un certain contrôle de leur propre vie.

Mais il subsiste encore des questions :

- Sont-elles conscientes de la perspective de la mort ?
- Ont-elles ou leurs donnent-ont les moyens de se préparer d'avantage au déroulement de la vie et à son issue inévitable, la mort ?

17.5.1 La détente

Dans deux tiers des cas nous les avons trouvées détendues. Le fait de se détendre peut être interprété comme une confiance suffisante en la personne qui est avec elles et/ou en la vie pour accepter le déroulement celle-ci et le moment présent sans chercher à le contrôler absolument.

17.5.2 La perception

Les personnes perçoivent ce qui leur arrive, cela nous permet de dire qu'elles sont sûrement aussi conscientes du déroulement de la vie, et doivent avoir une idée quant à la perspective de la mort. Nous pouvons faire le lien avec les arrivés et départ des collaborateurs, les décès ou départ d'autres personnes handicapées vivant avec elles, etc.,

Les questions qui persistent ici sont :

- Comment imaginent-elles la mort ?
- Comment envisagent-elles leur propre vieillesse, mort ?
- Le fait de savoir ce qui va leur arriver est-ce une source d'angoisse ou est-ce rassurant pour elles ?

Manifestement Elisabeth semble subir plus souvent que Mathilde, ce qui lui arrive. Est-ce parce qu'elle a besoins de plus de temps pour anticiper l'information ? Est-ce parce qu'elle ne désire pas ce qui lui arrive au moment où ça lui est proposer ? Est-elle moins prête à son avancer en âge et à la perte des acquis qui souviennent de plus en plus rapidement ?

17.5.3 L'anticipation

Ici l'analyse nous montre que les personnes sont autant réactives qu'anticipatives aux situations.

Cela nous met face à de nouvelles questions.

- Ont-elles les moyens d'anticiper ce qui leur arrive ?
- Leurs donnent-on les moyens d'anticiper plus ?
- Le fait de n'anticiper qu'une fois sur deux est-ce le résultat de leur polyhandicap qui les empêche de lâcher-prise plus souvent ou bien est-ce une volonté consciente de leur part ?
- L'anticipation ne se fait elle que dans les moments ou les personnes sont « prêtes » pour une évolution ?
- Le fait d'être réactives aux situations est-ce une manière de dire qu'elles désirent une immutabilité ?

Nous constatons dans ce profil que Mathilde c'est montrer plus réactive qu'Elisabeth, ce qui peux vouloir dire qu'elle anticipe bien ce qui va lui arriver, mais ne sais pas forcément à quel moment ça va arriver et surtout comment elle doit y réagir.

17.6 Le ressenti du professionnel

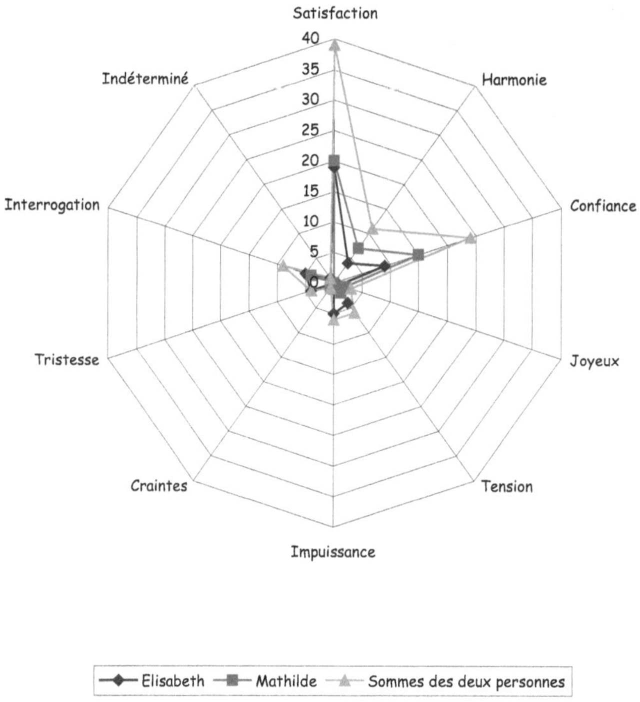

Dans l'ensemble les professionnels ont eu des ressentis plutôt positifs, ce qui nous laisse supposer que les personnes observées doivent aussi être dans des états d'esprit plutôt positifs, malgré les souffrances qu'elles peuvent ressentir du fait de leur polyhandicap.

Grâce à ce profil nous pouvons voir que les professionnels sont en premier lieu satisfaits suite à une activité faite avec une personne polyhandicapée, ensuite ils se sentent en confiance, puis en harmonie. Quelques fois ils sont interrogateurs, tendus ou impuissants, et pour finir tristes, joyeux, craintifs et indéterminés. Si

nous restons dans l'idée que les professionnels peuvent ressentir des émotions proches de ce que la personne polyhandicapée vit, nous pouvons dire que d'une manière générale les deux personnes observées sont satisfaites et en confiance avec ce qu'elles vivent.
Maintenant, il est aussi possible que les professionnels soient simplement satisfaits et en confiance car ils ont fait leur devoir en proposant et en offrant des prestations aux deux personnes.

Le fait que la confiance et la satisfaction ressortent plus fortement, peut nous faire penser que les deux personnes, se sentes assez satisfaites de ce qui leur arrive et en confiance pour entrer dans quelque chose de nouveau, qui peut les amener à une nouvelle transcendance

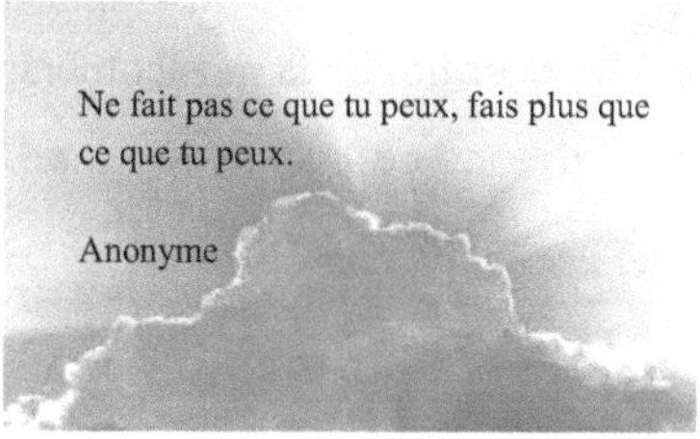

18 Lecture et analyse des grilles durant les temps de thérapies

Après cette première analyse, j'ai organisé un entretien avec la musicothérapeute d'Elisabeth et la thérapeute corporelle de Mathilde. Ceci afin de les informer de la démarche et modifier les grilles en fonction de leurs observations à faire. (Cf. annexe)

Avant qu'elles ne fassent les observations nous avons pris un temps pour parler du déroulement général du temps de thérapie afin de vérifier s'il y avait déjà une adéquation entre leurs offres et la recherche personnelle des deux personnes observées.
Ce qui ressort dans les deux cas est qu'au début de la séance, les deux personnes peuvent être tendues et généralement à la fin de la thérapie elles étaient plus détendues.
Les deux thérapies visent le bien-être des personnes et l'idée est de partir d'elles, de là où elles en sont et de voir comment leur permettre une évolution positive.

Pour des raisons indépendantes de ma volonté. Je n'ai malheureusement pas pu recevoir les grilles de la musicothérapeute d'Elisabeth.
Mais j'ai tout de même tenté de faire un profil en fonction des anciens entretiens, rapports et bilans.

18.1 Elisabeth

Pour Elisabeth la musicothérapie se déroule de la manière suivante.
La thérapeute vient sur le lieu de vie et prend contact avec Elisabeth, avant de l'emmener dans l'atelier de musicothérapie.
Arrivée à l'atelier, elle propose à Elisabeth de tenir la batte du tambour avec elle, en lui préparant les muscles du bras avec de petites pressions depuis l'épaule jusqu'à la main. Elles tapent un rythme, en guidance, sur le tambour, petit à petit la thérapeute laisse Elisabeth donner le rythme par elle-même et ne fait plus que soutenir la main pour qu'Elisabeth ne lâche pas la batte.
Cette activité permet à Elisabeth d'avoir des sensations au corps, par un apport extérieur. Elisabeth peut ainsi expérimenter des vibrations d'une autre manière que par ses stéréotypies qui consistent à se taper la poitrine avec le poing.

18.2 Mathilde

L'atelier de médiation corporelle se déroule de la manière suivante pour Mathilde.
La thérapeute vient chercher Mathilde sur le lieu de vie, elle lui dit bonjour et lui propose de se rendre à l'atelier.
Sur le trajet elles saluent les personnes qu'elles croisent afin de s'ouvrir un peu au monde. Ensuite Mathilde est assise sur un banc puis debout dans l'herbe afin de prendre contact avec les éléments « terre (solidité) air (légèreté) » ensuite en suivant toujours le même parcours, elles se rendent à l'atelier. Là Mathilde est

installée assise sur des matelas, la thérapeute allume une bougie (élément « feu ») puis elle lui fait prendre conscience de son corps par des massages, des pressions, des positionnements différents. Durant le temps de l'atelier la thérapeute reste toujours attentive à l'état et au confort de Mathilde.
Les buts de cette activité sont le bien-être et la découverte de son propre corps au travers de stimulations douces, permettant une détente générale.

18.3 Les temps d'observation durant la thérapie

Le premier temps d'observation (« T » dans la grille) que nous ayons choisi, est la prise de contact avec la thérapeute. Car c'est le début de l'activité, c'est à ce moment-là qu'il y a prise de contact entre les deux personnes. Par association avec les observations sur le lieu de vie, c'est le moment de la toilette, qui est aussi le premier moment le plus long de prise de contact entre le résidant et l'accompagnant.

Le deuxième temps d'observation (« D » dans la grille), est le moment où les deux personnes arrivent à l'atelier, ce qui semble correspondre au début de la deuxième partie du temps de la thérapie. Ce moment a été choisi car il correspond assez avec le moment du dîner qui correspond aussi avec le début de la deuxième partie de la journée.

Le troisième temps d'observation (« S » dans la grille), correspond à la fin de l'atelier, avant de retourner sur le lieu de vie. Nous avons choisi ce moment car, avec le souper, c'est un moment qui marque la fin de quelque chose, tout en préparant à la suite qui serra une séparation d'avec la personne.

Le quatrième temps d'observation (« C » dans la grille), est le moment de séparation de la thérapeute et de la personne observée, en attendant la prochaine séance de thérapie. Ce moment est assez similaire avec le coucher avant de dormir où l'on se sépare des personnes pour la nuit avant de les retrouver le lendemain matin.

18.3.1 Profils du 1er temps d'observations

Rappel du moment des observations faites ici :

- Au moment de la toilette, dans le lieu de vie
- A l'arrivée de la thérapeute sur le lieu de vie, c'est au moment où elle prend contact avec la personne.

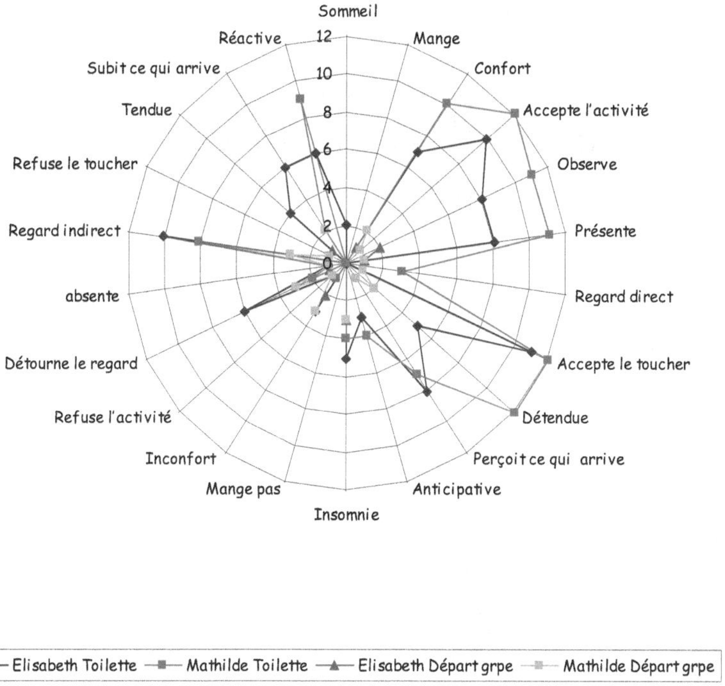

Grâce à ce profil, nous pouvons voir que Mathilde est plutôt en retrait lors de la prise de contact sur le groupe. Ce profil indique aussi une sorte de paradoxe

dans son comportement car elle accepte tout de même le toucher. Si nous comparons cela à son comportement du début de la journée nous constatons qu'elle est plutôt dans l'ouverture au monde. Doit-on imaginer que Mathilde est plus détendue le matin car elle sait ce qui va lui arriver, et que lors de l'arrivé de la thérapeute elle est dans l'ambivalence de ce qui va suivre ? Va-t-elle rester sur le groupe, va-t-elle sortir, tout en se réjouissant de la suite, car elle sait que le résultat est un bien-être personnel ?
Le fait qu'elle soit un peu dans le retrait est-il dû au fait qu'elle a déjà eu des stimulations au travers du déjeuner et de la toilette ?
Concernant Elisabeth, elle semble être dans un certain inconfort et nous pouvons constater que son attitude est plutôt axée sur l'observation. Si nous comparons avec son attitude au moment de la toilette, nous pouvons remarquer qu'elle est aussi dans l'observation, alors qu'elle semble plus confortable. Est-ce simplement liée au fait qu'Elisabeth est une personne qui observe beaucoup ce qui se passe autour d'elle ? Est-ce un besoin de contrôle de sa part, face à sa vie et à son avenir ou simplement son fonctionnement lié à une pointe de curiosité et d'intérêt pour ce qui se passe autour d'elle ?

18.3.2 Profils du 2ème temps d'observations

Rappel du moment des observations faites ici :

- Au moment du repas de midi, dans le lieu de vie
- A l'arrivée de la thérapeute et de la personne dans l'atelier de thérapie

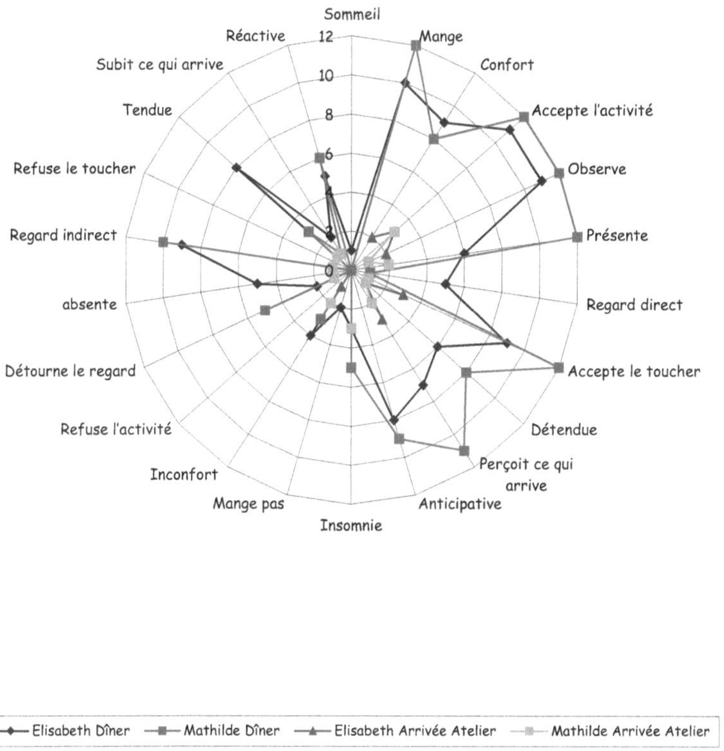

Dans ce profil nous constatons que Mathilde est déjà plus ouverte au monde durant la thérapie. De la même manière qu'elle est ouverte au monde durant le

temps du repas de midi. Cela est-il dû au fait que la matinée, et l'entrée en matière de la thérapeute ont permis à Mathilde de se détendre et s'ouvrir à ce qui l'entoure et se passe dans son environnement proche ?
Pour Elisabeth, nous constatons que son profil au moment du repas de midi et au moment de l'arrivé à l'atelier est relativement pareil. Dans les deux cas, elle accepte l'acticité, le toucher et elle perçoit ce qui arrive. En revanche ici elle est moins à observer durant la thérapie que durant le repas. Est-ce un moment où elle arrive un peu à lâcher-prise, ou est-ce un moment de détente car elle sait clairement ce qui va se passer ensuite ?

18.3.3 Profils du 3ème temps d'observations

Rappel du moment des observations faites ici :

- Au moment du souper sur le lieu de vie
- A la fin de la thérapie à l'atelier

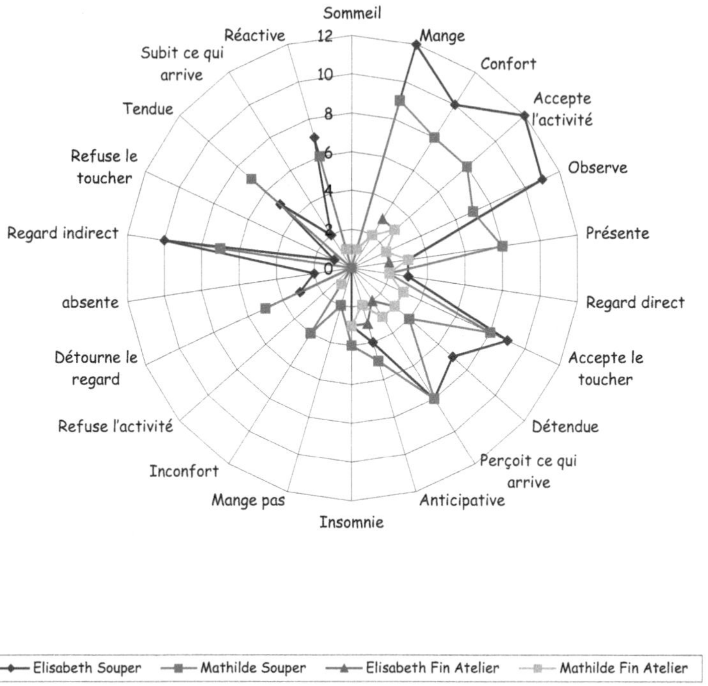

Ici nous constatons que pour ce qui est du quotidien, Mathilde est gentiment en train de se refermer alors que durant la thérapie c'est vers la fin qu'elle est le plus ouverte.

Le fait de se refermer en fin de journée, peut venir du fait que les stimulations du quotidien ont fatigué Mathilde. Cela peut éventuellement aussi venir de la médication qui n'est pas forcément la même le matin, à midi, et le soir.
Concernant la thérapie, on peut imaginer que le travail de la thérapeute envers Mathilde porte ses fruits, et cela permet à Mathilde de se détendre. Nous pouvons aussi nous demander si le fait que la thérapie prenne fin peu après une grande ouverture au monde de la part de Mathilde, si cela influence le fait que Mathilde soit ambivalente au moment de la prise de contact avec la thérapeute.
Je m'explique : Quand Mathilde est enfin détendue et ouverte au monde, elle retourne au lieu de vie où les accompagnants s'activent auprès de 7 résidants afin de leur assurer un accompagnement quotidien. Mathilde, passe à ce moment-là d'un accompagnement doux et individuel, à un accompagnement plus rapide tout en restant individuel. La transition est peut-être un peu rude pour elle.

Pour Elisabeth, le constat de ce profil est à peu près le même que pour le profil précédant. En effet on constate qu'elle observe moins durant le temps de la thérapie que durant le repas. Il est possible que la différence d'observation soi simplement lié à l'intérêt qu'Elisabeth porte pour sa nourriture. Ou bien cela vient-il du fait qu'elle constate concrètement qu'ici elle reçoit de la nourriture tant au sens propre que de manière spirituelle.

18.3.4 Profils du 4ème temps d'observations

Rappel du moment des observations faites ici :

- Au moment du coucher
- Au moment des au revoir entre la thérapeute et la résidente sur le lieu de vie.

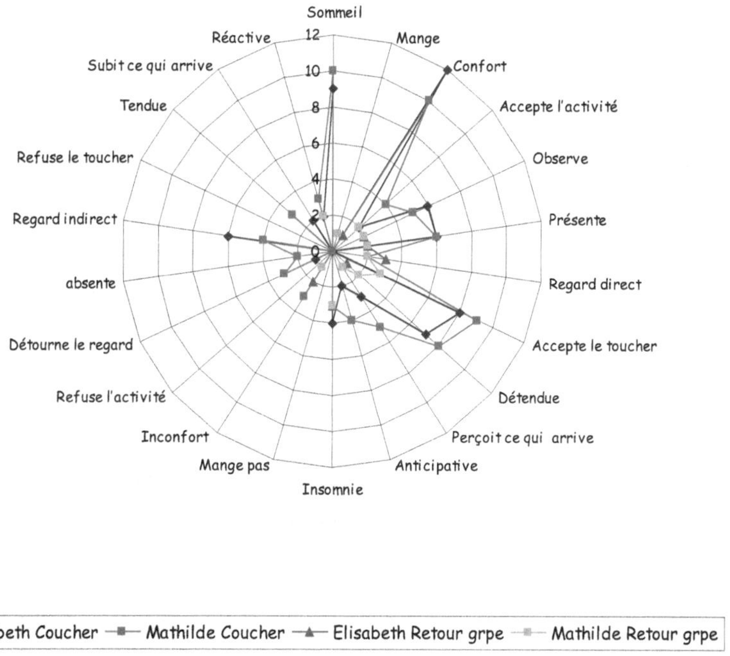

Ici l'on constate que Mathilde est toujours ouverte au monde qui l'entoure, mais se referme de plus en plus, que ce soit pour la fin de la journée ou pour la fin de

la thérapie. Nous pouvons imaginer dans ce cas, que Mathilde sait que c'est la fin de quelque chose et qu'elle se prépare, en se refermant, à entrer dans autre chose, dans le sens d'entrer dans le sommeil ou le retour sur le lieu de vie.
Nous pouvons faire ici, plus clairement, un lien avec la fin de la vie, et imaginer que Mathilde à intégrer que la fin de quelque chose, est le début d'autre chose. On termine sa vie, on va vers la mort, c'est le début d'un ailleurs…

Pour Elisabeth, ici son regard est clairement un regard direct au moment de la séparation d'avec la thérapeute, alors que lors du moment de l'endormissement son regard est indirect. Cela est-il dû au fait qu'elle cherche à percevoir chez la thérapeute la réponse à une question, serra-t-elle là la semaine prochaine ? Et que lors du moment de l'endormissement elle sait que de toute façon le lendemain et même durant la nuit, il y aura quelqu'un pour s'occuper d'elle.

Si nous reprenons les quatre profils ci-dessus nous pouvons constater que le rythme des deux personnes est différent. En effet Elisabeth accepte et est plus ouverte aux activités durant la deuxième partie de la journée, alors que Mathilde est plutôt réceptive durant la première partie de la journée. Dans les deux cas, par contre, il ressort que la fin de journée est un moment où leur ouverture au monde est plus difficile.
Ce que ne nous disent pas ces profils, c'est si leur rythme est naturel ou influencé par les traitements médicamenteux.

En ce qui concerne les moments de thérapies, nous constatons aussi que les réactions et les comportements sont différents d'une personne à l'autre. En effet nous constatons que chacune a son propre rythme et ces propres réactions en fonction qu'elle est dans le lieu de vie ou à une thérapie.

Mathilde a plutôt tendance à réagir différemment durant les thérapies que durant ces temps d'ouverture et de fermeture du quotidien alors qu'Elisabeth reste assez fidèle à ces temps d'ouverture et de fermeture quotidiens selon si elle est au début, à la moitié ou à la fin d'une activité.

19 Synthèse des analyses

Si nous reprenons rapidement la première partie des analyses, nous constatons qu'il ressorts surtout les points positifs. C'est-à-dire que les deux personnes ont agi de la manière dont les accompagnants imaginaient qu'elles devaient agir : au heures du repas, elles ont mangé, durant la nuit, elles dormaient, etc.
D'une manière générale elles semblent assez confortables et ouvertes aux différentes activités qui leur sont proposées. Le seul point qui reste dans la partie négative est le regard. Effectivement on constate qu'elles restent plutôt en lien avec le monde grâce à un regard indirect.

Dans la deuxième partie de l'analyse nous constatons que Mathilde adopte des comportements d'ouverture et de fermeture différents dans une période de 24 heures que dans une période de 1 heure nous amènes à de nouvelles questions :

- A-t-elle une capacité d'adaptation qui lui permet d'envisager l'avenir de manière sereine ?
- Ou au contraire elle ne peut envisager l'avenir sereinement et de ce fait elle se retrouve en continuelle adaptation dans son quotidien afin de parer ses angoisses ?

Le fait qu'Elisabeth adopte quasiment le même rythme d'ouverture et de fermeture dans une période de 24 heures et dans une période de 1 heure nous amène à ses questions :

- Y a-t-il un lien avec une confiance dans la vie, un lâcher-prise, qui lui permet d'envisager l'avenir de manière sereine ?
- Ou au contraire elle adopte les mêmes comportements car elle est en contrôle constant de ce qui lui arrive et ne peux pas imaginer l'avenir de manière sereine ?

Sachant que le rythme de vie est en partie imposé par la réalité institutionnelle, nous pouvons nous poser de nouvelles questions quant au rythme propre des deux personnes :

- Le rythme de sommeil est-il encore naturel ou est-il influencé par les médicaments et les horaires des professionnels ainsi que de l'institution ?
- Le fait que le rythme de sommeil est stable, correspond-il à un sentiment de confiance permettant de lâcher-prise, ou est-ce l'effet des médicaments ?
- Si elles n'avaient pas de médicaments arriveraient-elles tout de même à dormir ?

Le deuxième point qui est en fonction du lieu de vie et non pas en fonction de la personne, est l'heure des repas. Petit déjeuner entre 7h00 et 9h00, dîner de 11h30 à 13h00 au plus tard et le souper de 17h30 à 18h30. Avant et après ces heures il n'est pas possible de manger un repas complet à moins d'avoir gardé son assiette sur le lieu de vie et le réchauffer au micro-onde.

- Si nous décidions de garder les assiettes et de les donner à un moment qui semble plus propice pour les personnes, cela améliorerait-il leur confort ?
- Serait-il possible qu'elles nous facent comprendre qu'elles désirs manger plus souvent, ou au contraire moins souvent ?

De la même manière les activités proposés sont en fonction des professionnels qui travaillent à l'institution, et les toilettes quotidiennes sont donnés en fonction de ce qui se fait « dans la norme » de la société dans laquelle elles vivent.

- Au cours des années ont-elles appris à accepter cette activité, étant donné que la toilette quotidienne leur est imposée ?
- Au fil des années, ont-elles associé l'obligation de la toilette quotidienne à quelque chose de rassurant car régulier dans le temps ? même si le style

change au cours des années (douche, bains, toilettes au lit), la base reste toujours la même : déshabillage ➔lavage du corps ➔habillage.

Nous parlons souvent dans notre métier de « moment privilégier » pour le temps de la toilette, car c'est un moment de grande proximité, c'est un moment où la personne est à nu devant nous et que nous devons être humbles et la respecter :

- Comment les personnes polyhandicapées vivent-elles ce moment ?
- Comment voient-elles la relation ?
- Imaginent-elles que nous prenons soins d'elles, que nous sommes leurs bras et leurs mains ?
- Imaginent-elles que nous sommes leur égal, leur exécutant ? Ou bien nous imaginent-elles comme dangereux et intrusifs ?

Suite à toutes ces questions qui s'offrent à nous, d'autres restent en suspens.

- Comment permettre à ces deux personnes, de se retrouver encore plus en lien avec leur rythme, leur besoin, leur envie ?
- Comment leur permettre d'effectuer une transcendance de leur Soi intérieur ?

Une réponse serrait de modifier un peu leur rythme quotidien, en fonction des analyses que nous avons menés jusqu'ici.
Les modifications peuvent se faire au niveau du rythme des temps de repas, des activités, du repos ou en amenant de nouvelles activités dans leur quotidien pendant des période de calme et d'ouverture.

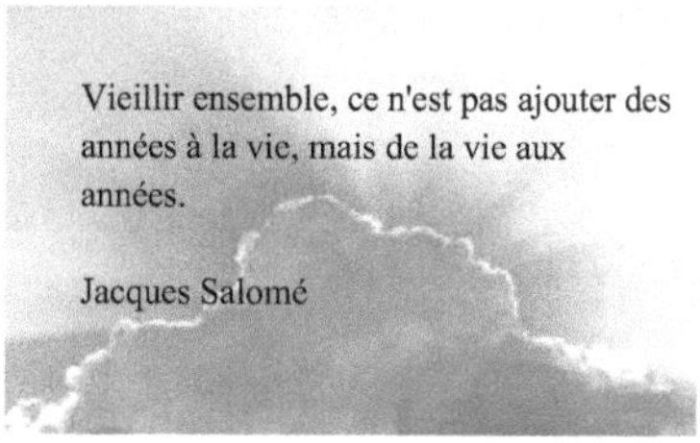

20 Nouvelles pistes d'accompagnements

Suite à cette dernière analyse, qui montre que les rythmes des personnes sont différents. Nous pouvons imaginer que leur quotidien pourrait être organisé en fonction des possibilités d'ouverture au monde et aux besoins de fermeture propre à chaque personne. Ceci devrait leur permettre un plus grand confort, un lien plus grand avec leurs besoins, leurs envies et leur sensation personnelle. Ce qui devrait leur permettre de se rassurer quant à leur avenir et éventuellement envisager leur avancer en âge avec sérénité et détente en faisant le lien entre le fait que la fin de quelque chose est le début de quelque chose d'autre. On perd un acquis et on développe une nouvelle compétence, peut-être que l'on devient plus sage, que l'on acquiert une certaine sérénité face à la mort et on ne la considère plus forcément comme une fin en soi.

Je propose pour cela de mettre en place un rythme propre à chaque personne.
Afin de rendre les pistes d'accompagnements proposées plus claire. J'ai décidé de les mettre sous forme de tableau indiquant pour chacune des personnes :

- Dans la première colonne, le déroulement des activités quotidiennes actuelles, dans les grandes lignes
- Dans la deuxième colonne, les changements proposés, soit dans le déroulement des activités quotidiennes, soit dans la mise en place d'une nouvelle activité qui favorise la transcendance et le lâcher-prise.

- Dans la troisième colonne, les points positifs imaginés être apporté par le changement
- Dans la quatrième colonne, les points négatifs imaginés être apporté par le changement.

20.1 Nouvelles pistes d'accompagnement pour Mathilde

Déroulement quotidien actuel	Changements proposés	Points positifs du changement	Points négatifs du changement
Petit déjeuné et médicaments vers 8h			
Toilette quotidienne et boisson vers 9h30, 10h	Introduire la journée avec une odeur spécifique, aidant à la détente, avant le moment de la toilette	Permet de mettre un rituel durant le matin qui aide à la détente, et permet une plus grande disponibilité d'esprit pour une éventuelle transcendance	Le rituel du matin peut devenir angoissant si elle le prend comme l'annonce du début d'activités se succédant sans qu'elle ne puisse les stopper
Atelier thérapie 1 fois par semaine de 10h30 à 11h45	L'atelier n'a plus lieu le matin	Permet de prendre son temps durant la matinée	Risque de se retrouver seule de longs moments
Repas de midi à 11h45 et sieste de 12h30 à 14h env.			
Lever au salon durant l'après-midi	L'atelier est mis dans le courant de l'après-midi de 15h à 16h15 environ	Aide Mathilde est resté ouverte au monde aussi en deuxième partie de journée.	L'oblige à rester ouverte et contrarie son rythme naturel
17h retours en chambre pour le repas du soir			
18h mange son souper			
	Bénéficie d'un moment de détente au travers de l'écoute d'une musique calme ou d'un conte, d'une visite. De 20h à 20h30 environ	Permet de se retrouver et se détendre de la journée, pour favoriser l'endormissement de manière sereine.	Augmente l'angoisse face à la séparation et à la sensation de devoir s'en aller vers une fin qui nous échappe.
21h reçois une boisson et est installée pour la nuit			

20.2 Nouvelles pistes d'accompagnement pour Elisabeth

Déroulement quotidien actuel	**Changements proposés**	**Points positifs du changement**	**Points négatifs du changement**
Petit déjeuner et médicaments vers 7h			
Médicaments et toilette à 9h30	Introduire la journée avec une odeur spécifique. Mettre la toilette l'après-midi. Lever un moment le matin de 10h30 à 11 h environ	Permet un moment calme et de détente avant une activité demandant assez d'énergie de la personne.	La personne se détend bien et retourne dans un miment de sommeil, nous devons la réveiller pour la lever
Repas de midi vers 12h installation pour la sieste vers 12h30 jusqu'à 14h			
Lever durant l'après-midi pour aller au salon, 1 fois par semaine atelier de musicothérapie de 15h40 à 16h40	Toilette après la sieste puis est accompagner au salon si n'a pas pris de bain, sinon retourne au lit où elle se rendort après le bain. L'atelier reste à la même heure	La personne a pu se détendre le matin, elle bénéficie d'une présence plus longue de l'accompagnant durant l'après-midi et ainsi elle n'est pas seule	Les activités sont toutes l'après-midi. Elle ne bénéficie plus de ces temps d'ouvertures au monde durant la matinée.
Retours au lit pour le repas du soir vers 17h15			
Souper vers 18h			
	De 19h30 à 20 h	Aide à se détendre,	Oblige une ouverture

	environ écoute, d'un compte ou profite d'un temps de présence de la part, d'une visite.	se retrouver en relation avec soi-même. Ne pas être seule et faire un lien avec le début de la nuit	à l'autre même si elle a envie d'être seule
Installer pour la nuit et prise du dernier médicament à environ 21h	Introduire la nuit avec une senteur particulière	Permet à l'esprit de garder un contact avec le monde, avec la vie.	Peut augmenter l'angoisse face à la solitude à venir, face à la notion de la mort.

20.3 Nouvelles pistes d'accompagnement sur le plan institutionnel

Après avoir réfléchi sur ces quelques pistes de changements au niveau de l'accompagnement quotidien sur le lieu de vie, je pense qu'il est bien de réfléchir aussi sur de nouvelles pistes qui pourraient être mises en route au niveau institutionnel.

J'ai pensé pour cela à trois pistes et d'en expliquer les raisons :

- Une diminution des médicaments : Cela permettrait aux personnes de se retrouver plus en contact avec leurs émotions, leurs sensations. Cela peut aussi les amener à avoir des manifestations difficiles à vivre pour elles-mêmes, par exemple insomnie, angoisses plus grandes, etc. D'un point de vue spirituel, la diminution des médicaments les mettrait plus en lien avec leur Etre intérieur, et pour les accompagnants cela leur permettrait éventuellement de mieux discerner les moments de calmes des moments d'angoisse.
- De là vient une question éthique : Jusqu'où peut-on laisser la personne entrer dans une angoisse, ou inverser son rythme de vie ? A quel moment devons-nous mettre un halte-là, en sachant que les personnes ne développeront plus forcément d'acquis leur permettant une vie sociale « dite normale » ?
- Un changement de l'heure des repas : Cela pourrait permettre aux personnes de manger quand elles ont faim et non pas à un moment où elles préfèreraient dormir, par exemple. Cela leurs permettrait de se nourrir tant physiquement qu'au niveau de l'esprit (sous-entendu, spirituellement) à un moment propice pour elles. D'un autre côté cela demanderait un arrangement de la structure institutionnelle au niveau de la cuisine et des horaires du personnel de cuisine.

Les horaires du personnel dans une continuité : Afin de permettre aux personnes polyhandicapées d'être accompagnées aux moments où elles ont en besoin, en fonction de leur rythme propre. Cela permettrait aussi une relation basée sur du long terme avec les professionnels. Ces deux éléments apporteraient à la personne polyhandicapée une sécurité plus importante, et par ce fait elle pourrait éventuellement mieux faire comprendre et entendre ses besoins. Ce qui lui apporterait une plus grande connaissance d'elle-même et par là une nouvelle transcendance.

Je propose de soumettre ces pistes à a direction de l'institution afin pouvoir les traiter en groupe de réflexion, en interdisciplinarité ou à la « commission qui traite des questions éthiques »

En conclusion, les nouvelles pistes d'accompagnement visent à une augmentation du bien-être de la personne, qui devrait lui permettre de se détendre et par là augmenter son imaginaire et permettre sa propre transcendance.
Ces détentes peuvent se faire au travers de rituels sécurisants, de visites ou d'un aménagement du quotidien.

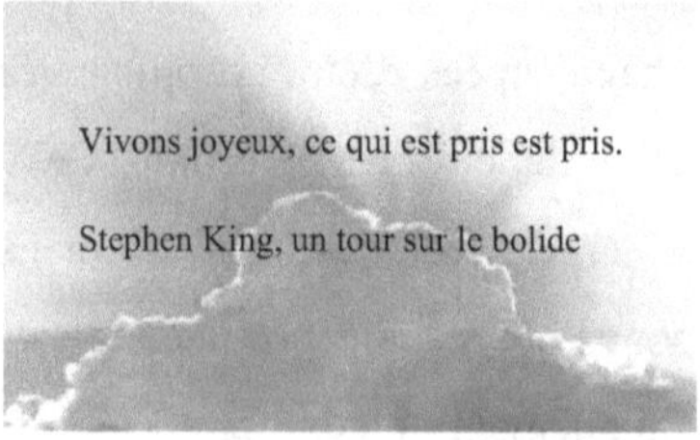

21 Evaluation de l'hypothèse et des buts

Pour cette partie de chapitre, je pense qu'il est bien de faire quelques rappels, afin de ne pas devoir revenir au début de l'ouvrage. Ce qui fait que je rappelle, l'hypothèse, les buts et les objectifs en même temps que je les vérifie.

21.1 Rappel de l'hypothèse

- Une étude précise des manifestations et expressions des aspirations spirituelles propres à tout être humain, ainsi qu'une mise en relation avec les modes d'expression de la personne polyhandicapée, permettrait d'affiner la compréhension de ce qu'elle cherche et demande dans le domaine spirituel.

Je peux dire ici que l'hypothèse est vérifiable grâce aux liens qui ont été fait des lectures de Renée Houde[24], d'Henri Bissonnier[25] et de Shakti Gawain[26] avec les manifestations de la personne polyhandicapée. Ensuite la grille d'observation a permis de mieux comprendre ce que la personne polyhandicapée cherche et demande en matière de spiritualité, et d'imaginer des pistes d'accompagnements pouvant y répondre.

---

[24] Renée Houde/Les temps de la vie, Le développement psychosocial de l'adulte/Troisième édition/Canada/1999
[25] Henri Bissonnier/L'adulte Handicapé Mental, questions et propositions pour se vie/Ed. Fleurus/paris 6ème /1979
[26] Shakti Gawain, Laurel King/Vivez dans la lumière/J'ai lu/USA/1986

21.2 Rappel des buts

- Aider la personne polyhandicapée dans l'expression et le vécu du domaine spirituel de sa vie

Ce but a été atteint au travers des grilles d'observations qui ont été élaborées et remplies en équipe et par le personnel thérapeutique.

- Soutenir le personnel de l'accompagnement dans sa recherche de moyens pour répondre au mieux aux besoins d'ordre spirituel des personnes handicapées.

Ce but a aussi été atteint au travers des grilles d'observations, mais aussi dans les pistes d'accompagnements proposées.
Les grilles d'observations ont permis de regarder de manière plus précise la personne polyhandicapée, au travers de ses mimiques, de l'intensité de son regard, de son acceptation à être touchée ou pas, etc.
Ces grilles sont aussi un support au concept d'accompagnement[27] lorsqu'il s'agit de vérifier les indicateurs de résultats.

[27] Concept d'accompagnement de l'institution de Lavigny/Janvier 2002

22 Evaluation des objectifs

22.1 Rappel des objectifs

- Rechercher ce qui constitue l'expression ou le questionnement spirituel propre à tout être humain et repérer quels moyens d'expression de la personne polyhandicapée correspondraient également à cette quête.

Comme je l'ai déjà dit dans le rappel de l'hypothèse, nous pouvons vérifier cet objectif, au travers des grilles d'observations qui ont été faites, grâce aux liens entre les différentes lectures et les items pour la grille d'observation. En effet, nous constatons que les trois auteurs lus pour cette étude, parlent pour tout être humain, y compris pour les personnes handicapées, de sagesse, de liens avec Soi. Au travers d'une écoute attentive, qui se traduit par en respect du rythme de vie, de ses sensations, de ses sentiments, chacun peut développer une affirmation de Soi pour un épanouissement et une transcendance.

- Vérifier, grâce à l'observation des moyens d'expression de la personne polyhandicapée, l'adéquation entre l'offre actuelle de l'institution en matière de spiritualité et la recherche de la personne polyhandicapée.

Pour cet objectif la vérification peut se faire au travers des items de la grille d'observation : la possibilité d'accepter ou pas une activité, d'être présent ou pas au monde environnant, d'accepter ou pas d'être touché, etc.
Ces différents items nous ont effectivement permis de nous rendre compte que nous offrions en partie des possibilités de transcendance aux personnes polyhandicapées. En effet, si on reprend Henri Bissonnier[28] quand il parle de

[28] Henri Bissonnier/L'adulte Handicapé Mental, questions et propositions pour se vie/Ed. Fleurus/paris 6ème /1979

conscience, nous constatons que leurs donner la possibilité d'accepter ou pas une activité, d'être ou pas en retrait est une façon de leur permettre de vivre tel qu'elles sont et se dépasser avec leurs propres valeurs, croyances, besoins et envies en fonction de la connaissance qu'elles ont d'elles-mêmes et du monde qui les entourent.

Nous avons aussi remarqué que des aménagements simples du quotidien pouvaient permettre aux personnes une plus grande transcendance.

Une question qui reste ici en suspend est : Jusqu'où nous pouvons respecter leurs élans, en fonction de quels critères, de l'individu, de l'institution, de la société, de l'éthique, etc.

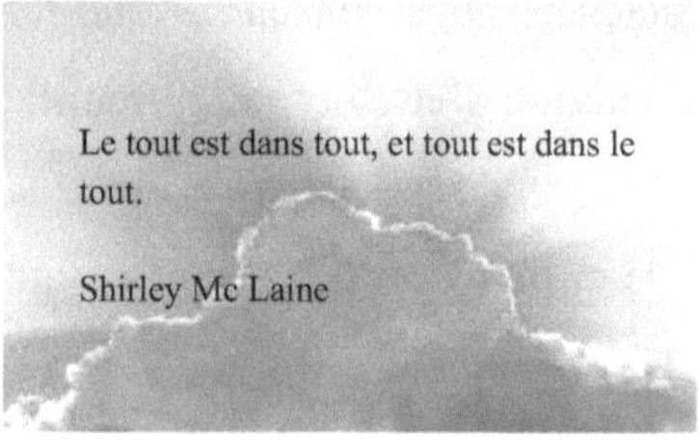

23 Synthèse

Pour commencer cette étude il a fallu trouver des lectures me permettant de comprendre quelle est la recherche en matière de spiritualité de tout être humain. Ce que j'ai trouvé qui semblait le mieux correspondre à la recherche des personnes vivants sous nos latitudes, se trouve dans le livre de Renée Houde[29] qui parle du « mitant » de la vie. Ce qui ressort du mitant est une manière de regarder sa vie. C'est-à-dire que les personnes passent par deux phases de vie : La première est construite en fonction de la notion de « réussir dans sa vie » et la deuxième en fonction de la notion de « réussir sa vie ». Le deuxième livre qui m'a permis de comprendre ce que les personnes recherchaient en matière de spiritualité est le livre de Shakti Gawain[30] qui parle d'écoute de soi et donne des moyens simples d'y répondre, comme se permettre de dormir ou faire une sieste quand on en ressent le besoin.

Ensuite en m'appuyant sur le livre d'Henri Bissonier[31] j'ai élaboré une grille d'observation pour les personnes polyhandicapées afin de comprendre quelles sont leur recherche et demande en matière de spiritualité. J'ai comparé les résultats avec les offres de l'institution et imaginé des pistes d'accompagnements pouvant aider les personnes à évoluer dans leur recherche et ainsi leur permettre une transcendance.

---

[29] Renée Houde/Les temps de la vie, Le développement psychosocial de l'adulte/Troisième édition/Canada/1999
[30] Shakti Gawain, Laurel King/Vivez dans la lumière/J'ai lu/USA/1986
[31] Henri Bissonnier/L'adulte Handicapé Mental, questions et propositions pour se vie/Ed. Fleurus/paris 6ème /1979

Les pistes qui ont été proposés sont de déplacer le temps des toilettes, d'offrir une activité ritualisée le matin et le soir afin que les personnes puissent se détendre de plus en plus dans leur quotidien et être en lien plus concret avec leur Etre intérieur. Il y a aussi des pistes qui ont été imaginées au niveau institutionnel, comme modifier les médications en les diminuant, changer les heures des repas, toujours dans le but de permettre aux personnes polyhandicapées d'être plus en lien avec elles-mêmes et développer leur imaginaire pouvant leur permettre une transcendance.

Ce travail de recherche a aussi permis, grâce aux grilles d'observations d'apporter un soutien au personnel éducatif, dans la compréhension de la personne polyhandicapée. Car elles permettent de s'arrêter sur des observations que nous ne regardons plus forcément (l'intensité du regard, les mimiques de la face, etc.) et cela permet aussi d'apporter un complément au concept d'accompagnement de l'institution[32] lors des bilans des résidents et au quotidien dans nos pratiques professionnelles.

Ces grilles permettent aussi d'aider le personnel à réaliser les points du concept d'accompagnement, comme : « le sens de la vie », « la réalisation de soi », « le sens du handicap », etc. En effet les items et les analyses permettent de différencier ce qui appartient au résidant et ce qui appartient au professionnel. De là l'accompagnement et les nouvelles pistes possibles d'accompagnement deviennent plus clairs.

Cette étude a permis de faire des liens entre la personne polyhandicapée sa recherche en matière de spiritualité et l'offre actuelle de l'institution. De plus nous avons pu imaginer de nouvelles offres qui pourraient aussi lui convenir.

[32] Concept d'accompagnement de l'institution de Lavigny/Janvier 2002

Pour finir, cette étude permet aussi de donner une place encore plus significative aux personnes polyhandicapées, en les inscrivants un peu plus dans l'Humanité. Cela s'est fait au travers d'un regard plus valorisant et considérant, qui a permis de penser plus à elles.

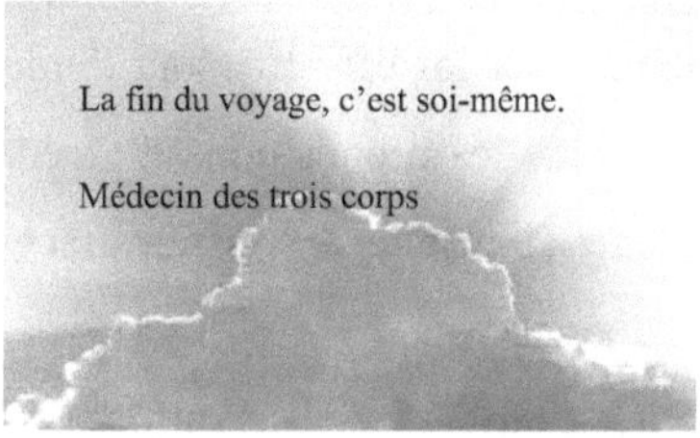

24 Conclusion

Pour conclure cette étude, je pense qu'il faut savoir que le sujet de la spiritualité est un sujet extrêmement vaste. Pour ce travail, il m'a fallu me positionner très clairement sur une définition et une notion de la spiritualité. C'est grâce à cela que nous avons, en équipe, pu élaborer ces grilles d'observations. Les buts de cette étude étant de permettre aux personnes polyhandicapées de poursuivre leur transcendance, et d'apporter un soutien aux professionnels, je ne vois pas vraiment comment conclure. En effet la fin de ce travail n'est en tout cas pas la fin de la réflexion et ni de l'observation ou de l'aménagement des offres en matière de spiritualité, pouvant être proposées aux personnes polyhandicapées.

Durant l'élaboration de ce travail, il y a eu bien des changements au niveau de l'équipe éducative. Ce sujet a néanmoins chaque fois intéressé les nouveaux collaborateurs : Actuellement l'équipe est en nouvelle reconstruction et nous avons beaucoup de questions face aux accompagnements des résidants. Je constate que ce travail aide également à répondre aux questions qui sont liées à la nourriture et aux heures de repos des personnes vivant à l'unité d'accueil, etc.

Actuellement nous devons aménager les accompagnements quotidiens des résidents, car les effectifs sont diminués. C'est un moment propice pour mettre en pratique les propositions d'aménagement de pistes d'accompagnements des résidents et ensuite de vérifier grâce aux grilles d'observations si nous sommes sur la bonne voie.
Malgré les grilles d'observations et les aménagements que nous amenons sur le lieu de vie, il subsiste des questions qui sont :

- Comment être sûr que les interprétations que nous avons des grilles se rapprochent bien de leurs propres pensés ?
- Comment leurs donner encore plus de moyens de se faire comprendre connaissant les difficultés que les personnes polyhandicapées ont de s'exprimer ?

Si je reprends les items des grilles d'observation, je constate qu'ils sont extrêmement basiques, concrets, et ils n'ont à la base pas de rapport direct avec la spiritualité. Alors comment être certain que les liens permettant une interprétation spirituelle sont corrects ? Peut-on vraiment dire que le fait d'être conscient et d'interpréter le monde en fonction de soi, de sa propre connaissance, de sa propre expérience et d'en faire un moyen de se dépasser est une transcendance ?

Au début de l'étude j'ai parlé que je voyais plus la religion comme un moyen d'accéder à la spiritualité, au même titre que l'atome pour le scientifique ou les animaux et paysages sous-marin pour un plongeur. Suite de cela j'ai décidé de regarder la spiritualité au travers du quotidien des personnes. Mon choix aurait aussi pu se porter sur des activités extérieures du lieu de vie, comme de la physiothérapie ou une promenade quotidienne. Seulement au travers de mes lecture je n'ai rien trouvé allant dans ce sens, peut-être y a-t-il encore des recherches à mener dans ce domaine ?

Donc j'ai choisi le quotidien car comme je l'ai déjà dit, la spiritualité est un domaine très vaste, et je pense que si j'étais partie dans des recherches en relations avec des activités extérieures, je serai encore en train de chercher....
De plus je pense aussi que la spiritualité se vit au quotidien et au travers de petites choses qui ne sont parfois même pas perceptible pour la personne qui le vit.
Il me reste tout de même une frustration quand je pense que les deux personnes choisies pour cette étude ne pourront peut-être jamais nous dire si nous avons vu juste, si effectivement nous leur avons permis de se dépasser, de transcender.

Donc en conclusion, le sujet est la spiritualité de la personne, elle est définie comme une transcendance et ce travail a tout à gagner si nous continuons de l'utiliser et le faire aussi transcender au travers de nos questionnements, de nos discussions et des observations des personnes accueillies à l'institution de Lavigny et ailleurs.

> Il est là, devant moi, dans son fauteuil, et il m'invite, par son regard, par son sourire, à me dépasser, à me transcender. Il me renvoie au delà, au-delà des structures et des systèmes, -des handicaps-, vers cette liberté qui ne se laisse plus handicaper, l'autre en moi.
>
> Armin Kressmann

25 Auto-évaluation

Pour pouvoir faire une auto-évaluation, je suis obligée de revenir au début de cette étude, où j'ai dit que la spiritualité est un sujet qui m'intéresse depuis longtemps.

J'ai, grâce à ce travail, concrétisé des idées que j'avais concernant la personne polyhandicapée, dans le sens où je pensais qu'elles avaient bien leur place dans l'Humanité et que l'on pouvait le concrétiser au travers du regard que l'on portait sur elles.

Durant ces deux ans de recherche il y a eu des moments de doute, des moments de non-possibilité d'avancer, des moments où les choses allaient sans aucun problème. Au niveau de l'équipe éducative nous avons passé aussi par des moments plus difficiles que d'autres, ainsi que par des moments forts agréables. Pour moi je le lie aussi à ce travail, qui traite de spiritualité. Je pense que comme le sujet est si vaste, il nous met aussi dans des moments de doute, de stress, d'angoisse. Je pense que c'est quelque chose de naturel. Cela m'a permis aussi de mieux me connaître, de faire plus attention à mes propres besoins, de mieux les respecter, d'oser les dire et surtout d'entendre ceux des autres personnes et de les respecter comme étant les leurs.

En fait ce travail m'a permis de faire encore une nouvelle transcendance avec moi-même, alors que ce n'était de loin pas le but recherché au départ.

Je constate aussi que je suis parfois stoppée par mes propres limites et qu'il me faut un certain temps, qui peut varier, pour réussir à les dépasser et continuer mon chemin, ma transcendance.
Je reste tout de même un peu frustrée, par la différence entre mes ambitions de base et le résultat de ce travail. En même temps, je suis très contente de ne pas être allée aussi loin que je l'imaginais au début, de cette recherche, car je crois que je me serais effectivement perdue dans de longues explications et n'aurais pas forcément eu de résultat concret à la fin.
En résumé j'ai appris à faire encore plus confiance à la vie, à l'infini et au lâcher-prise, tout en sachant que j'ai encore du chemin à parcourir dans ce domaine et bien d'autres....

26 Bibliographie

BISSONNIER Henri /*L'adulte Handicapé Mental, questions et propositions pour se vie*/Ed. Fleurus/paris 6ème /1979

DR FONTAINE Janine / *Médecin des trois corps* / Ed. J'ai lu / Aventures secrètes / Paris 13ème / 2005

GAWAIN Shakti, Laurel King/*Vivez dans la lumière*/J'ai lu/USA/1986 Titre original: Living in the light, a guide to personal and planetary transformation/Whatever publishing, inc., in Mill Valley, California, USA, 1986

HOUDE Renée /*Les temps de la vie, Le développement psychosocial de l'adulte*/Troisième édition/Canada/1999

JAFFE Demis Théodore/ *La guérison est en soi* / Ed. J'ai lu / Aventures secrètes / Paris 13ème / 1995

KATAT-ZINN Jon / *Où tu vas, tu es* / Ed. J'ai lu / Aventures secrètes / Paris 13ème / 2005

MACLAINE Shirley, Piloque Gérard, Lazorthes Janine/ *L'amour foudre* / Ed. J'ai lu / Aventures secrètes / Paris 13ème / 1988

MACLAINE Shirley/ *Mon chemin de compostelle* / Ed. J'ai lu / Aventures secrètes / Paris 13ème / 2004

MOODY Raymond/ *La vie après la vie* / Ed. J'ai lu / Aventures secrètes / Paris 13ème / 2001

MORNE THomas/ *Le soins de l'âme* / Ed. J'ai lu / Aventures secrètes / Paris 13ème / 1996

PECK M. Scott/ *Le chemin le moins fréquenté* / Ed. J'ai lu / Aventures secrètes / Paris 13ème / 2004

REDFIELD James, Murphy Michael, Timbers Sylvia/ *Et les hommes deviendront des dieux* / Ed. J'ai lu / Aventures secrètes / Paris 13ème / 2004

Agir pour la vie /revue de présentation de l'Institution de Lavigny/ Lavigny/ 2006

Concept d'accompagnement de l'institution de Lavigny/Janvier 2002

Micro Robert, Dictionnaire du français primordial /S.N.L. Le Robert /Paris/Edition revue et mise à jour 1981

Petit Larousse 2003 /Larousse /vuef 2002 /Paris / www.larousse.net

POLETTI Rosette / mode de vie p.64 /Le Matin, dimanche 27.08.2006/

TRINCO Gabriela /Cours santé / 1ère année / ARPIH

BREST Martin /*Rencontre avec Joe Black* / Universal Picture/2003

Téléphone/ *Le jour s'est levé* /album : Rappels

27 Annexes

Grilles d'observation

- ### Remplie

Grille d'observation (remplis exp.) :Semaine du : 24 au 30 juillet 2006T= Toilette du matin, **D**= Dîner, **S**= Souper, **C**= Coucher env. 20 h.

Nom Suzza		Lundi 24				Mardi 25				Mercredi 26				Jeudi 27				Vendredi 28				Samedi 29				Dimanche 30				NB
Prénom Mathilde		T	D	S	C	T	D	S	C	T	D	S	C	T	D	S	C	T	D	S	C	T	D	S	C	T	D	S	C	X
Liberté de pensée Réalisation, Acceptation de la vie en elle et de ses sensations	Sommeil				+				+				+				+												+	5
	Insomnie																			+	+			+	+		+			5
	Mange		+				+	+				+				+			+			+	+	+			+			10
	Mange pas			+																	+				+					3
	Confort (*)	A			S	S	A	S	S			A	S	+		S	S	S	S	S		A					A		S	17
	Inconfort (*)			+						B	+										+		B	B	B					7
Sens de la vie, Ouverture au monde environnant	Accepte l'activité	+	+	+		+	+	+		+		+		+				+	+	+	+	+	+		+		+			17
	Refuse l'activité																													
	Observe	+	+	+		+	+	+				+		+				+	+		+	+	+				+			14
	Détourne le regard			+						+		+							+	+	+	+	+	+	+					10
	Présente	+	+			+	+	+				+		+				+	+	+		+	+		+		+			14
	absente									+											+			+						3
Adaptation sociale, Volonté, manifestations de recherche de contact	Regard direct					+											+													2
	Regard indirect									+	+	+						+	+	+	+	+	+	+	+					11
	Accepte le toucher	+	+	+		+	+	+		+		+		+			+	+	+	+	+	+	+		+		+			18
	Refuse le toucher																													
Perspective de la mort, Réalisation du déroulement de la vie	Détendue	+				+		+		+		+		+		+	+	+	+		+	+					+		+	14
	Tendue			+							+									+			+	+	+					6
	Perçoit ce qui arrive		+	+			+					+		+			+	+	+	+	+		+	+	+		+			14
	Subit ce qui arrive									+	+											+								3
	Anticipative									+		+							+	+	+		+	+	+		+			9
	Réactive	+	+	+		+	+	+						+				+	+	+										10
Le Professionnel	Ressentit(**)	Ca	ca	ca	s	ca	h	co	s	ca	t	s	s	h		ca	h	s	h	it	s	i	it	it	it		s		s	

(*)*Confort*→S=Silencieuse, A=Attentive à l'environnement. *Inconfort*→ B=cris, vocalises, bruits, C=stéréotypies
(**)→S=Satisfaction, H=Harmonie, Ca=Confiance, J=Joyeux, T=tension, I=impuissance, C=Craintes, Tr=Tristesse, It=Interrogation, Id=Indéterminé,

- ### Modifiée

Grille d'observation (modifiée exp.) : Atelier à médiation corporelleT= accueil **D**= arrivée atelier, **S**= fin atelier, **C**= retour groupe.

Nom		Mardi 28. 09. 06				Mardi 05. 10. 06				Mardi 12. 10. 06				Mardi				Mardi				Mardi				Mardi				NB
Prénom		T	D	S	C	T	D	S	C	T	D	S	C	T	D	S	C	T	D	S	C	T	D	S	C	T	D	S	C	X
Liberté de pensée Réalisation, Acceptation de la vie en elle et de ses sensations	Sommeil																													
	Insomnie	+	+	+	+	+	+	+	+	+	+	+	+																	12
	Mange			+									+																	2
	Mange pas																													
	Confort (*)	+		+		+		+																						4
	Inconfort (*)	c	c.v			c	c.v	c	c	c																				7
Sens de la vie, Ouverture au monde environnant	Accepte l'activité	+	+	+			+	+	+		+	+	+																	9
	Refuse l'activité					+																								1
	Observe						+	+	+			+	+																	5
	Détourne le regard	+				+				+	+																			4
	Présente		+	+		+	+	+	+			+	+																	8
	absente	+																												1
Adaptation sociale, Volonté, manifestations de recherche de contact	Regard direct							+	+			+	+																	4
	Regard indirect	+				+				+	+																			4
	Accepte le toucher	+		+	+		+	+	+			+	+																	8
	Refuse le toucher					+																								1
Perspective de la mort, Réalisation du déroulement de la vie	Détendue	+	+	+	+	+		+				+	+																	8
	Tendue						+																							1
	Perçoit ce qui arrive			+			+	+		+	+	+	+																	7
	Subit ce qui arrive	+	+			+																								3
	Anticipative							+				+																		2
	Réactive			+	+				+																					3
Le Professionnel	Ressentit(**)	It	ca	h	t	s	c	s	h	s	ca	It	h																	

(*)*Confort*→S=Silencieuse, A=Attentive à l'environnement. *Inconfort*→ B=cris, vocalises, bruits, C=stéréotypies
(**)→S=Satisfaction, H=Harmonie, Ca=Confiance, J=Joyeux, T=tension, I=impuissance, C=Craintes, Tr=Tristesse, It=Interrogation, Id=Indéterminé

- Vierge

Grille d'observation : Semaine du : **T**= Toilette du matin, **D**= Dîner, **S**= Souper, **C**= Coucher env. 20 h.

Nom		Lundi				Mardi				Mercredi				Jeudi				Vendredi				Samedi				Dimanche				NB
Prénom		T	D	S	C	T	D	S	C	T	D	S	C	T	D	S	C	T	D	S	C	T	D	S	C	T	D	S	C	X
Liberté de pensée Réalisation, Acceptation de la vie en elle et de ses sensations	Sommeil																													
	Insomnie																													
	Mange																													
	Mange pas																													
	Confort (*)																													
	Inconfort (*)																													
Sens de la vie, Ouverture au monde environnant	Accepte l'activité																													
	Refuse l'activité																													
	Observe																													
	Détourne le regard																													
	Présente																													
	absente																													
Adaptation sociale, Volonté, manifestations de recherche de contact	Regard direct																													
	Regard indirect																													
	Accepte le toucher																													
	Refuse le toucher																													
Perspective de la mort, Réalisation du déroulement de la vie	Détendue																													
	Tendue																													
	Perçoit ce qui arrive																													
	Subit ce qui arrive																													
	Anticipative																													
	Réactive																													
Le Professionnel	Ressentit(**)																													

(*)*Confort*→S=Silencieuse, A=Attentive à l'environnement. ***Inconfort***→ **B**=cris, vocalises, bruits, **C**=stéréotypies
(**)→S=Satisfaction, **H**=Harmonie, Ca=Confiance, **J**=Joyeux, **T**=tension, **I**=impuissance, **C**=Craintes, **Tr**=Tristesse, **Ir**=Interrogation, **Id**=Indéterminé

FSC
www.fsc.org
MIX
Papier | Fördert
gute Waldnutzung
FSC® C083411

Kolibri 360 GmbH
Ferdinand-Jühlke-Straße 7
99095 Erfurt, Deutschland
produktsicherheit@kolibri360.de

Druck:
CPI Druckdienstleistungen GmbH
im Auftrag der
Kolibri 360 GmbH
Ferdinand-Jühlke-Str. 7
99095 Erfurt